Brigitte Vetter

Sexuelle Störungen

100 Fragen 100 Antworten

Ursachen – Symptomatik – Behandlung

Verlag Hans Huber

Lektorat: Monika Eginger, Susann Seinig
Herstellung: Daniel Berger
Umschlag: Atelier Mühlberg, Basel
Satz: ns prestampa sagl, Castione
Druck und buchbinderische Verarbeitung: Hubert & Co., Göttingen
Printed in Germany

Bibliografische Information der Deutschen Bibliothek
Die Deutsche Bibliothek verzeichnet diese Publikation in der Deutschen Nationalbibliografie; detaillierte bibliografische Daten sind im Internet über http://dnb.d-nb.de abrufbar.

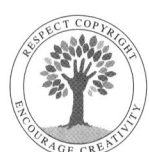

Anregungen und Zuschriften bitte an:
Verlag Hans Huber
Hogrefe AG
Länggass-Strasse 76
CH-3000 Bern 9
Tel: 0041 (0)31 300 45 00
Fax: 0041 (0)31 300 45 93

1. Auflage 2008
© 2008 by Verlag Hans Huber, Hogrefe AG, Bern
ISBN 978-3-456-84555-5

Brigitte Vetter
Sexuelle Störungen

Aus dem Programm Verlag Hans Huber
Psychologie Sachbuch

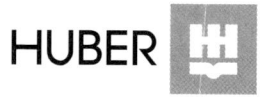

Vorwort

Sexualität ist ein Thema, das im wahrsten Sinne des Wortes fast jeden bewegt. Obwohl heute öffentlich darüber gesprochen werden darf, bleibt es ein heikler und meist schambesetzter Bereich, vor allem, wenn es um sexuelle Probleme geht. Fragen – und es gibt sehr viele – werden oft nicht einmal dem Arzt gestellt. Viele sind auch irrtümlich der Meinung, dass sie allein betroffen sind. Da Sexualität auch in Medizin- und Psychologiestudium kaum ein Thema ist, sind selbst Fachleute mit speziellen Fragen manchmal überfordert. Will sich jemand selber helfen und greift zu Büchern oder anderen Quellen, sind einige für Laien kaum verständlich und andere fachlich auch nicht selten falsch. Das vorliegende Buch soll diese Lücke füllen. Es ist aus meiner langjährigen Tätigkeit als Psychotherapeutin und Sexualtherapeutin und der Erfahrung entstanden, was Menschen interessiert und was sie wissen möchten. Entsprechend gibt es Antworten auf hundert häufig gestellte Fragen zu Ursachen, Erscheinungsweisen und Behandlungsmöglichkeiten sämtlicher sexueller Störungen sowie zu Auswirkungen verschiedener Erkrankungen, Behinderungen und des Alters, oder von Medikamenten, Drogen und Alkohol auf die Sexualität. Einige Fragen sind zur sexuellen Gesundheit sowie zu Häufigkeit, Diagnostik und Vorkommen sexueller Probleme gestellt. Andere befassen sich mit Partnereinflüssen und anderen psychischen Faktoren. Darüber hinaus beschreibt das Buch den sexuellen Reaktionszyklus von Masters und Johnson, die in den 1960er-Jahren erforschten, was bei sexueller Erregung im Körper genau passiert.

Das Buch ist verständlich geschrieben und richtet sich an Laien, doch auch Fachleute aus dem medizinischen und psychologischen Bereich werden einen fachlich fundierten Überblick über den neuesten Wissensstand gewinnen.

Kiel, im September 2007   Brigitte Vetter

Inhaltsverzeichnis

Somatische Ursachen

Störungen der sexuellen Erregung

I. Einführung:
Sexuelle Gesundheit – sexuelle Störung

1. Sexuelle Gesundheit: Die Definition – nur eine Frage der Norm oder gehört noch mehr dazu?

Tatsächlich ist die Frage, was sexuelle Gesundheit eigentlich ist, nicht losgelöst von dem Problem gesellschaftlicher Normen zu beantworten, denn in jeder Gesellschaft wird das Normale gleichzeitig auch immer als das Gesunde angesehen. Dies gilt natürlich insbesondere für den Bereich der Sexualität. Normen unterliegen jedoch einem ständigen Wandel, so dass sich damit einhergehend auch die Vorstellungen davon, was unter sexueller Gesundheit zu verstehen ist, im Laufe der letzten Jahrhunderte sehr verändert haben.

Aber nicht nur von den Normen, die in einer bestimmten Gesellschaft oder Gruppierung herrschen, hängt es ab, was als sexuell gesund erlebt wird, sondern auch das subjektive Empfinden des Einzelnen spielt eine Rolle. Es gibt nämlich so etwas wie eine subjektive, innere Norm, die bestimmt, was der Einzelne für sich als angemessen empfindet. Dabei kann die eigene Norm durchaus von der äußeren Norm abweichen. So wird z. B. in unserer Gesellschaft Masturbation längst akzeptiert, aber der Einzelne kann sie trotzdem für sich, z. B. aus religiöser Überzeugung heraus, ablehnen.

Daraus resultiert, dass das sexuelle Verhalten und Erleben eines Menschen immer auch in einem gewissen Spannungsfeld zwischen äußeren und inneren Normen stehen kann, d. h. zwischen soziokulturellen Einflüssen und den subjektiven Maßstäben, die bestimmen, was der Einzelne für sich als angemessen empfindet. Hinzu kommt, dass gerade im Bereich des Sexuellen auch die Normen des Partners berücksichtigt werden müssen. Als Arrangement kann dabei herauskommen, dass sich ein Partner dem anderen einfach anpasst bzw. sich ihm unterordnet. Diese Möglichkeit stellt sich auf Dauer aber meist als unbefriedigend heraus und zwar langfristig für beide Partner. Deshalb sind bei einem solchen Verhalten Konflikte innerhalb der Paarbeziehung fast vorprogrammiert. Zu einer besseren Lösung kommt es, wenn beide Partner im Einanderkennenlernen und in gegenseitiger Abstimmung selbst herauszufinden lernen, was für sie stimmig ist und dabei ihre eigenen Maßstäbe zu entwickeln lernen. Dies geschieht beispielsweise in der Einigung darüber, wie häufig ein Paar sexuell zusammen sein möchte. Man spricht in diesem Fall von einer sog. dualen Norm.

Problematisch kann es allerdings immer auch dann werden, wenn die Sexualität beider Partner durch unterschiedliche soziokulturelle Einflüsse geprägt wurde, oder wenn die subjektiven Maßstäbe beider Partner nicht zusammengebracht werden können. Man stelle sich z. B. ein Mädchen aus einer strengen religiösen Sekte vor, das sich in einen Jungen verliebt, dessen Eltern ihn unter dem Einfluss der «sexuellen Befreiungsidiologie» der 1968er-Jahre erzogen haben. Konfliktpotenzial entsteht selbstverständlich aber nicht nur dann, wenn bei einem Partner äußere und innere Normen auseinanderklaffen, sondern erst recht, wenn dies bei beiden Partnern der Fall ist.

Da Sexualität in der Regel in einer Zweierbeziehung stattfindet, ist die Definition der sexuellen Gesundheit eines Menschen auch mit der sexuellen Befindlichkeit des Partners verbunden. Inwieweit beispielsweise ein vorzeitiger Samenerguss von einem Mann als Problem empfunden wird, hängt auch von der sexuellen Reaktionsgeschwindigkeit der Partnerin oder ihrer Einstellung zum Geschlechtsverkehr ab. So empfinden es in einigen Kulturen Frauen als normal, andere sind sogar froh, «wenn alles schnell vorbei ist», so dass die betreffenden Männer auf ihr Problem meist erst dann aufmerksam werden, wenn sie mit einer Frau zusammen sind, die es anders gewohnt ist und die Wert auf die eigene sexuelle Befriedigung legt.

Die Definition einer gesunden Sexualität bezieht sich aber nicht nur auf sexuelle Praktiken, die jeweils in einer Gesellschaft als normal empfunden werden, sondern darüber hinaus bezieht sie auch die Gefühle füreinander, ein Sich-Verstehen und Lieben mit ein. Dies hat auch die Weltgesundheitsorganisation WHO (1975) in ihrer Definition der gesunden Sexualität berücksichtigt. Nach Auffassung der WHO sind bei einer gesunden Sexualität körperliche, emotionale, geistige und soziale Aspekte integriert, und zwar in einer Weise, dass das sexuelle Erleben bereichert wird und sich förderlich auf die Persönlichkeit, die Kommunikation und die Liebe auswirkt.

Diese Beschreibung ist sehr weit gefasst und orientiert sich nicht an einer bestimmten sexuellen Praktik, wie den Geschlechtsverkehr oder an der Heterosexualität. Anders ist dies z. B. bei der wissenschaftlichen Definition von Bräutigam, der noch 1973 formulierte, dass bei einem normalen Sexualverhalten «zwei erwachsene Menschen verschiedenen Geschlechts durch stufenweise Annäherung miteinander vertraut werden und durch genitale Vereinigung zu sexueller Befriedigung kommen». Diese Auffassung wird allerdings auch heute noch von vielen religiösen Gruppierungen geteilt.

2. Normales Sexualverhalten: Ist alles erlaubt, was Spaß macht?

Nach heutigem soziokulturellem und auch medizinischem Verständnis umfasst die normale Sexualität nicht nur den Geschlechtsverkehr, sondern sie schließt auch eine sehr große Variationsbreite von Erlebens- und Verhaltensweisen mit ein. Neben dem hetero- und homosexuellen Verkehr gehören manuelle, orale und anal-genitale Kontakte, sofern beide Partner damit einverstanden sind, genauso dazu wie Masturbation und der Gebrauch sexueller Phantasien. Ein normales Sexualverhalten wird in der Regel auch mit einer gesunden Sexualität gleichgesetzt. Zu ihr zählt aber nicht nur die eigene subjektive Befriedigung, sondern sie schließt das Wohlbefinden des Partners ein. Dazu gehört, dass auf beiden Seiten ein Einverständnis mit der sexuellen Aktivität und den sexuellen Praktiken besteht. Dies ist z. B. gerade auch in Bezug auf sadomasochistische Neigungen von besonderer Bedeutung. Als Kriterium für eine normale Sexualität gilt seitens der Psychologie, der Gesellschaft und der Gesetzgebung, dass keiner der Partner unter der sexuellen Aktivität leidet. Darüber hinaus darf sich aus sexualmedizinischer Sicht als weiteres Kriterium einer ungestörten Sexualität aus dem gemeinsamen sexuellen Erleben und Verhalten keine Krankheit entwickeln.

Aus sozial- und entwicklungspsychologischer Perspektive wird heute auch die Erfüllung des menschlichen Grundbedürfnisses nach Akzeptanz, Nähe und Geborgenheit als wesentliches Merkmal sexueller Gesundheit betrachtet. Damit bedeutet ein normales Sexualverhalten bzw. sexuelle Gesundheit nicht nur weit mehr als das Fehlen von körperlichen oder psychischen Beeinträchtigungen oder Störungen der sexuellen Funktionen, sondern auch mehr als die Fähigkeit zur bloßen geschlechtlichen Vereinigung.

3. Sozialversicherungsrecht: Ist ein Problem gleich die Behandlung wert?

Zwischen normalem und beeinträchtigtem sexuellen Verhalten und Erleben zu unterscheiden ist nicht immer ganz einfach, da es gerade in diesem Bereich große, individuell unterschiedliche Toleranzgrenzen gibt, so dass die Übergänge oft fließend sind. So kann der eine Mann eine ausbleibende Erektion noch als normal empfinden, wenn sie gelegentlich auftritt, während ein anderer schon darunter leidet. Hinzu kommt, dass das sexuelle Verhalten eines Menschen von verschiedenen Einflüssen geprägt wird, die zu unterschiedlichen subjektiven Bewertungen des problematischen Verhaltens führen können. Die religiöse Orientierung, aber auch die kulturelle, soziale und ethnische Herkunft sowie die persönliche Einstellung und Erziehung zählen zu solchen Faktoren. Am Beispiel der Häufigkeit des sexuellen Lustempfindens wird dies besonders deutlich. Aber auch Partnerbeziehungen und familiäre Bindungen spielen eine wichtige Rolle, ebenso wie gesellschaftliche und politische Aspekte. Erwähnt seien beispielsweise die Einstellung zur Homosexualität oder zur Pädophilie, aber auch zu bestimmten sexuellen Praktiken oder zur Masturbation.

All diese Aspekte bestimmen das sexuelle Verhalten und prägen auch die Vorstellung von gesunder bzw. normaler und gestörter Sexualität. Aber es gibt einen weiteren wichtigen Gesichtspunkt, der zur Definition eines sexuell kranken Erlebens und Verhaltens herangezogen werden kann, und der ist der des subjektiven Leidens.

Kranksein bedeutet, dass jemand bestimmte Beschwerden und Symptome aufweist, unter denen er leidet und die dazu führen, dass er sich nicht mehr so fühlt wie vorher. Sind bestimmte Funktionen, wie z. B. die sexuellen, beeinträchtigt, bezeichnet man dies im medizinischen Sprachgebrauch allerdings nicht als Krankheit, sondern man spricht von einer Störung.

Als Voraussetzung für die Behandlung einer Erkrankung oder Funktionsstörung gilt allgemein die Erstellung einer Diagnose aufgrund der vorliegenden Symptome. Allerdings wird eine Störung nicht schon dann diagnostiziert, wenn sie nur einmal oder nur manchmal auftritt. Schließlich kommt es gerade am Anfang einer Beziehung häufiger vor, dass sexuelle Probleme aus Unkenntnis auftreten, sich aber meist im Laufe der Zeit mit zunehmender Erfahrung ganz von selbst erledigen.

Um eine vorhandene funktionelle Symptomatik als Störung bezeichnen und daraus den Anspruch auf Behandlung ableiten zu können, müssen also nicht nur bestimmte Beschwerden vorliegen, sondern es müssen weitere Kriterien erfüllt sein. Diese werden von einer internationalen oder amerikanischen Expertenkommission festgesetzt. Da solche Richtlinien selbstverständlich nicht absolut sein können, sondern immer auch den sich verändernden gesellschaftlichen Vorstellungen von gesunder und gestörter Sexualität unterliegen, müssen sie laufend überarbeitet und angepasst werden.

Dabei werden häufig auch die Fachbezeichnungen geändert. Heute werden beispielsweise die bei Laien geläufigen Begriffe wie Frigidität, Impotenz oder Perversion nicht mehr verwendet, weil sie inzwischen eher zur Herabsetzung eines Menschen verwendet werden als zur Kennzeichnung seines sexuellen Problems.

Maßgeblich für unser heutiges Gesundheitsverständnis und für die Definition sexueller Störungen sowie für die Terminologie sind die internationalen Kriterien der Weltgesundheitsorganisation WHO und die der amerikanischen Psychiatriegesellschaft APA, die in den Diagnosesystemen ICD-10* und DSM-IV-TR** festgelegt sind. Nach diesen Maßstäben wird eine sexuelle Störung dann diagnostiziert, wenn

■ erstens eine spezifische Funktionsbeeinträchtigung besteht,

■ zweitens sie seit mindestens sechs Monaten andauert (WHO und APA) und

■ drittens sie zu deutlichem Leiden oder zu zwischenmenschlichen Schwierigkeiten führt (APA).

* ICD: International Classification of Diseases (der WHO)
* DSM: Diagnostisches und Statistisches Manual psychischer Störungen (der APA)

Aus diesen Kriterien wird deutlich, dass gelegentlich auftretende Beeinträchtigungen im medizinischen Sinne nicht als Störung gelten. Das hat zur Folge, dass in Deutschland die Kosten für eine etwaige Behandlung nicht von den Krankenkassen oder Privatversicherungen übernommen werden müssen. Dies trifft auch auf sexuelle Probleme zu, die bei dem Betroffenen kein Leiden verursachen oder zu keinen zwischenmenschlichen Schwierigkeiten führen. Damit gilt selbst ein völlig erektionsunfähiger Mann, der nicht unter seinem Zustand leidet und der vielleicht eine Partnerin hat, der das nichts ausmacht, entsprechend dieser Richtlinien nicht als behandlungsbedürftig. Aber z. B. auch eine sexuelle Lustlosigkeit, die Leidensdruck hervorruft und die zu Konflikten in der Partnerschaft führt, gilt nicht als behandlungsbedürftige Störung, wenn sie weniger als sechs Monate besteht.

Damit die Betroffenen aber nicht ganz ohne Hilfe bleiben müssen, wurden vielerorts Beratungsstellen eingerichtet, deren Aufgabe es ist, die vorhandene Lücke im Gesundheitssystem zu schließen.

4. Sexuelle Störungen: Welche Formen gibt es denn?

Unter dem Oberbegriff «sexuelle Störungen» werden ganz unterschiedliche Problemkreise zusammengefasst. Auf der einen Seite fallen darunter Beschwerden, die die sexuelle Funktion, wie z. B. die Erektion betreffen (Erektionsstörungen), auf der anderen Seite wird die Sexualität eines Menschen auch als gestört bezeichnet, wenn das Lustempfinden oder die Partnerwahl vom «normalen» Verhalten abweicht. Solche sog. sexuellen *Präferenzstörungen* werden in der Fachsprache auch *Paraphilien* oder sexuelle Abweichungen *(Deviationen)* genannt. Der frühere Begriff «Perversion» wird heute nur noch im psychoanalytischen Sprachgebrauch oder von Laien verwendet.

Zu den wichtigsten **sexuellen Präferenzstörungen** zählen

▪ der Fetischismus (sexuelle Erregung durch den Gebrauch unbelebter Objekte wie z. B. Schuhe oder Unterwäsche)

▪ der Transvestitismus (sexuelle Erregung im Zusammenhang mit dem Tragen der Kleidung des anderen Geschlechts)

▪ der Voyeurismus (sexuelle Erregung durch die Beobachtung argloser Personen, die nackt sind, sich entkleiden oder sexuelle Handlungen ausführen. Im Volksmund «Spanner» genannt)

▪ der Exhibitionismus (sexuelle Erregung durch Zur-Schau-Stellen der eigenen Genitalien in der Öffentlichkeit bzw. vor nichtsahnenden Fremden)

▪ der Sado-Masochismus (sexuelle Erregung durch Zufügen bzw. Ertragen von Leiden und Erniedrigungen)

▪ die Pädophilie (sexuelle Erregung mit einem Kind vor der Pubertät)

Weiterhin zählen zu den sexuellen Störungen auch die **Geschlechtsidentitätsstörungen**. Sie sind durch ein starkes Unbehagen mit dem eigenen Geburtsgeschlecht und einem anhaltenden Zugehörigkeitsgefühl zum anderen Geschlecht gekennzeichnet. Menschen, die sich im falschen Körper wähnen, werden als transsexuell bezeichnet.

Die **sexuellen Funktionsstörungen** spielen in der sexualtherapeutischen Praxis die größte Rolle. Sie sind dadurch gekennzeichnet, dass sie das subjektive Erleben beeinträchtigen und die gewünschte und angestrebte Beziehung verhindern. Dazu zählen

■ Störungen des sexuellen Verlangens (Appetenzstörungen)

■ Störungen der Erregung (Erektionsstörungen)

■ Störungen des Orgasmus (Ejakulationsprobleme, ausbleibende Befriedigung)

■ Schmerzen beim Geschlechtsverkehr (Dyspareunie und Vaginismus)

■ nachorgastische Missempfindungen und Verstimmungen.

5. Begriffe: Was ist der Unterschied zwischen einer sexuellen Funktionsstörung, einer funktionellen Sexualstörung und einer sexuellen Dysfunktion?

Als **sexuelle Funktionsstörungen** werden alle diejenigen Störungen bezeichnet, die die sexuellen Funktionen betreffen und die das sexuelle Verhalten und Erleben in Form von ausbleibenden, verminderten oder unerwünschten genital-physiologischen Reaktionen beeinträchtigen. Dazu gehören insbesondere Störungen des sexuellen Verlangens (Appetenz), der sexuellen Erregung, der sexuellen Befriedigung (Orgasmusfähigkeit) und Schmerzen, die im Zusammenhang mit dem Geschlechtsverkehr stehen sowie Störungen bzw. Verstimmungen, die in der nachorgastischen Entspannungsphase auftreten. Als weiteres Kriterium gilt, dass sie ein deutliches Leiden und zwischenmenschliche Schwierigkeiten verursachen müssen.

Sexuelle Funktionsstörungen werden manchmal auch als «sexuelle Dysfunktionen» oder «funktionelle Sexualstörungen» bezeichnet. In der Fachsprache werden allerdings feine Unterscheidungen gemacht. Dort ist es üblich geworden, von **«sexuellen Dysfunktionen»** dann zu sprechen, wenn eine vorwiegende oder ausschließliche *körperliche Ursache* vorliegt. Als **«funktionelle Sexualstörungen»** werden dagegen Beeinträchtigungen bezeichnet, die als *psychisch* bedingt anzusehen sind. Diese werden genauer definiert als jene Beeinträchtigungen im sexuellen Verhalten, Erleben und in den physiologischen Reaktionsweisen, die eine für beide Partner befriedigende sexuelle Interaktion behindern oder unmöglich machen, obwohl die organischen Voraussetzungen bestehen und keine Fixierung auf unübliche Sexualziele oder -objekte vorliegt.

Der Begriff «sexuelle Funktionsstörung» ist also übergeordnet und umfasst alle Beeinträchtigungen sexueller Funktionen, unabhängig von ihrer angenommenen oder nachgewiesenen Entstehung.

6. Lebensqualität: Sind sexuelle Störungen nicht ein Randproblem?

Sexuelle Gesundheit hat nicht nur eine große Bedeutung für die sexualbezogene, sondern auch für die allgemeine Lebensqualität. Diese Beziehung wurde in verschiedenen Studien bestätigt (Fugl-Meyer et al. 1997, McCabe 1997, Litwin et al. 1998, Ventegodt 1998, Schäfer et al. 2003). Die wichtigsten Resultate lassen sich wie folgt zusammenfassen:

■ Sexuell nicht aktive Menschen haben eine deutlich niedrigere Lebensqualität. Diese ist allerdings auch durch das Fehlen eines geeigneten Sexualpartners bedingt.

■ Männer mit Sexualstörungen haben im Vergleich zu nicht funktionsgestörten Männern erhebliche Einbußen, was die emotionalen, sozialen und sexuellen Qualitäten von Intimität und Paarverbundenheit betrifft. Das Auftreten der sexuellen Dysfunktion erleben sie als Zusammenbruch der gefühlsmäßigen und sexuellen Nähe in der Partnerschaft. Als Folge ziehen sie sich nicht nur innerhalb der Paarbeziehung zurück, sondern sie reduzieren auch ihre sozialen und Freizeitaktivitäten.

■ Auch bei Frauen sind sexuelle Probleme mit verminderter Leistungsfähigkeit und verringerter Befriedigung im zwischenmenschlichen, beruflichen und emotionalen Bereich verbunden. Dabei scheint es Frauen weniger als Männern zu gelingen, die sexuellen Probleme z.B. durch eine «Flucht in die Arbeit» zu kompensieren bzw. zu verdrängen.

■ Eine Verringerung der sexuellen Symptomatik führt zu einer signifikanten, also deutlichen Verbesserung der Lebenszufriedenheit und der seelischen Gesundheit, insbesondere zu einer Verminderung von Ängsten oder Depressionen, sowie zu einer

Verbesserung der zwischenmenschlichen Sensibilität und Selbstachtung.

Aus den Ergebnissen dieser Studien wird deutlich, dass die sexuelle Gesundheit kein Randbereich ist, sondern einen ganz zentralen Erlebens- und Verhaltensbereich des Menschen darstellt.

II. Der sexuelle Reaktionszyklus nach Masters und Johnson

7. Sexuelle Reaktionen: Funktionieren sie bei allen gleich?

Jeder gesunde Mensch ist zu Reaktionen auf sexuelle Reize fähig. Welche Reize im Einzelnen als stimulierend empfunden werden, ist nicht nur bei jedem Menschen verschieden, sondern auch situationsbedingt bei ein und demselben Menschen anders. Auch kommt es auf die individuellen Erfahrungen an. Das physiologische Grundprinzip des sexuellen Reaktionsmusters ist jedoch bei allen Menschen gleich und auch bei beiden Geschlechtern sehr ähnlich. Die anatomischen und physiologischen Reaktionen auf eine wirksame sexuelle Stimulierung wurden erstmals von Masters und Johnson (1967) beschrieben.

Im Gegensatz zu Tieren kann beim Menschen sexuelle Erregung fast zu jeder Zeit auf unterschiedlichste Weise und durch viele verschiedene Auslöser entstehen. So kann sie durch den Anblick oder das Berühren einer bestimmten Person, durch bestimmte Gerüche oder Töne, aber natürlich einfach auch durch Gedanken, Erinnerungen und Phantasien hervorgerufen werden. Manche Menschen können allein über Phantasien zum Orgasmus kommen. Männer sind durch erotische Gedanken, Vorstellungen und Phantasien in der Regel leichter beeinflussbar als Frauen. Von den fünf Sinnesorganen führt wahrscheinlich der Tastsinn am häufigsten zur sexuellen Erregung. Da bestimmte Regionen des Körpers besonders viele Nervenendigungen aufweisen, sind sie berührungsempfindlicher und daher empfänglicher für sexuelle Stimulation als andere. Deshalb werden diese Körperregionen auch «erogene» Zonen genannt. Sexuelle Reaktionen können allerdings auch ohne sexuelle Ursachen und vom Gehirn unabhängig hervorgerufen werden. Solche Reize nennt man «reflexiv». Sexuelle Reflexreaktionen wirken also auch nach einer Durchtrennung des Rückenmarks und kommen somit auch bei Querschnittsgelähmten vor. Ebenso bekannt ist, dass besonders morgens eine gefüllte Harnblase, aber z. B. auch das Heben schwerer Gewichte zu Erektionen führen können, die losgelöst vom sexuellen Lustempfinden auftreten. Aber auch unangenehme psychische Reize, wie Angst und Stress z. B. in Prüfungsvorbereitungen, können bei Männern manchmal ungewollte Erektionen hervorrufen.

Generell reagieren Männer mehr als Frauen auf optische Reize, während bei Frauen die sexuelle Erregung durch die gesamte Atmosphäre und vor allem akustisch, also über die Stimme, ausgelöst wird. Ein Sprichwort besagt, dass die Liebe der Männer durch die Augen und die der Frauen durch die Ohren geht.

8. Sexueller Reaktionszyklus: Wie läuft er denn ab?

Sexuelle Aktivität führt zu bestimmten physiologischen Veränderungen im Körper, die nach einem bestimmten typischen Muster ablaufen. Am einfachsten lässt sich dieses Muster als Auf- und Abbau von Spannungen beschreiben. Es verläuft bei einer wirksamen Stimulierung stets in gleicher Weise, unabhängig davon, durch welche Reize die Erregung ausgelöst wird. Dieses Reaktionsmuster wurde 1967 von Masters und Johnson als sexueller Reaktionszyklus bezeichnet und in ihrem bekannten Buch «Die sexuelle Reaktion» beschrieben. Die Ergebnisse beruhen auf Studien an 382 Frauen und 312 Männern. Zusätzlich zu den physiologischen Untersuchungen wurden 619 Frauen und 654 Männer befragt.

Der sexuelle Reaktionszyklus erfolgt nach einem von Masters und Johnson erarbeiteten Vierphasenschema. Unterschieden wird

- 1. die Erregungsphase
- 2. die Plateauphase
- 3. die Orgasmusphase und
- 4. die Rückbildungsphase.

Die *Erregungsphase* kann durch jede körperliche oder psychische sexuelle Stimulierung hervorgerufen werden. Zusammen mit der Rückbildungsphase nimmt sie zeitlich den größten Teil des gesamten Reaktionszyklus ein. In der zweiten Phase, der *Plateauphase*, steigt die sexuelle Spannung an und erreicht die hohe Stufe, von der aus der Orgasmus möglich ist. Die Dauer der Plateauphase hängt größtenteils von der Wirksamkeit der Reize ab, aber auch von psychischen Faktoren. Die *Orgasmusphase* ist auf wenige Sekunden begrenzt, in denen es zu Kontraktionen

(Zusammenziehen) der Gefäße und Muskeln kommt. Die subjektive Empfindung ist dabei auf das Becken gerichtet, obwohl physiologisch der gesamte Körper einbezogen ist.

Während der weibliche Höhepunkt in Dauer und Intensität sehr unterschiedlich verlaufen kann, ist der männliche Orgasmus in seinem Ablauf stärker standardisiert. Die *Rückbildungsphase* beim Mann schließt immer eine individuell unterschiedlich lange Refraktärzeit (d. h. die Zeit, in der kein Orgasmus möglich ist) ein, während die Frauen die Fähigkeit zu multiplen (mehreren) Orgasmen haben.

Von diesem sexuellen Reaktionszyklus unterscheiden Masters und Johnson einen sog. geriatrischen (altersbedingten) sexuellen Reaktionszyklus bei über 50-Jährigen mit verlängerter Refraktärperiode und anderen alterstypischen Phänomenen (**s. Fragen 9 und 11**).

Auch konnten Masters und Johnson in ihren Untersuchungen zeigen, dass keine grundlegenden Unterschiede in den Sexualreaktionen homo- und heterosexuell orientierter Menschen bestehen.

9. Orgasmus: Wie baut er sich im Körper auf?

In den einzelnen Phasen des sexuellen Reaktionszyklus finden charakteristische Veränderungen an den Genitalorganen ab, die von Masters und Johnson sehr genau untersucht worden sind und die nachfolgend beschrieben werden.

Erregungsphase

Als erstes physiologisches Zeichen sexueller Erregung tritt beim Mann die Erektion des Penis auf. Die drei Schwellkörper füllen sich mit Blut, wodurch der Penis sich hebt und versteift. Gleichzeitig zieht sich die glatte Muskulatur des Hodensacks zusammen, seine Haut verdickt sich, die Hoden werden durch die Muskeln der Samenstränge aufwärts zur Bauchhöhle gezogen. Die Reaktion erfolgt beim Mann unter 40 Jahren ca. 3 bis 8 sec nach Beginn der sexuellen Stimulierung. Bei über 50-Jährigen ist die Erektion langsamer und die Hodenhebung geringer.

Zu den ersten und deutlichsten Anzeichen sexueller Erregung bei Frauen zählt die vaginale Feuchtigkeit, auch Lubrikation genannt, die bei Frauen unter 40 Jahren ca. 10 bis 30 sec nach Beginn der sexuellen Stimulierung auftritt. Bei Frauen nach den Wechseljahren ist sie deutlich verringert. Mit fortschreitender Erregung vergrößern sich die inneren Zweidrittel der Scheide in der Breite und in der Länge. Gleichzeitig mit der Aufblähung der Vagina verändert sich die Färbung von hellrot zu dunkelrot. Bei Frauen, die noch nicht entbunden haben, flachen die großen Schamlippen ab und legen so die Scheidenöffnung frei. Bei Frauen, die schon ein- oder mehrmals geboren haben, schwellen die ohnehin größeren großen Schamlippen in Folge der Durchblutung weiter an. Aber auch hier wird die Scheidenöffnung freigelegt. Auch die kleinen Schamlippen schwellen an und bekommen eine zunehmend rote Farbe. Bei den über 50-jährigen Frauen schwellen allerdings die Schamlippen geringer an. Ebenfalls nimmt die Klitoris durch das Auffüllen der Schwellkörper mit Blut an Umfang und Größe zu. Gleichzeitig beginnt die Gebärmutter (Uterus) sich aufzustellen und sich in den Unterleib hineinzuziehen. Dadurch verlängert sich die Vagina und es entsteht das sog. Zeltphänomen. Parallel breitet sich auf dem Oberkörper eine Hautrötung, das sog. Sex-Flush-Phänomen aus. Im Alter bleibt es allerdings meist aus.

Plateauphase

Das Wort «Plateau» weist darauf hin, dass ein bestimmter Grad der Erregung erreicht ist und eine Zeit bestehen bleibt, bis es von dort aus zum Orgasmus kommt. Die Plateauphase ist also die Fortsetzung der Erregungsphase.

Bei Männern verändert sich der erigierte Penis nicht wesentlich. Es kommt jedoch zu einem weiteren Anschwellen und manchmal auch zu einer Farbveränderung der Eichel. Die Hoden dagegen vergrößern sich um ca. 50 % und werden noch dichter an den Unterleib herangezogen. Die Cowper-Drüsen sondern ca. zwei bis drei Tropfen klare Flüssigkeit ab, die aus der Harnröhre austreten können (im Volksmund: «Sehnsuchtstropfen»). Sie können auch Samenzellen enthalten. Das Rektum und die Analmuskulatur beginnen zu kontraktieren. Bei Frauen füllt sich in der Plateauphase die Scheidenwand des äußeren Drittels mit Blut. Dieser Teil der Vagina, der sich in der Erregungsphase geringfügig erweitert hat, verengt sich dadurch um ungefähr ein Drittel. Das stark durchblutete und sich dadurch verengende äußere Drittel der Scheide wird deshalb auch als «orgastische Manschette» oder «Plattform» bezeichnet. Die großen Schamlippen verändern sich im Laufe der Plateauphase nicht mehr. Jedoch wird die Rotfärbung der kleinen Schamlippen noch intensiver, besonders bei Frauen, die bereits Kinder geboren haben. Dieser auffallende Farbwechsel zeigt das Bevorstehen des Orgasmus an. Die Scheidenfeuchtigkeit nimmt weiter zu und die Klitoris zieht sich unter ihre Vorhaut zurück, so dass sie nicht mehr tastbar ist. Der Uterus wird weiter in den Unterleib hineingezogen und nimmt an Umfang zu. Auch die Brüste vergrößern sich und die Brustwarzen beginnen, sich aufzustellen. Bei älteren Frauen ist die Ausprägung jedoch geringer.

Orgasmusphase

Der Orgasmus ist das plötzliche, mit intensiven Lustgefühlen verbundene Nachlassen der Muskel- und Nervenspannung auf dem Höhepunkt der sexuellen Erregung. Ein Orgasmus dauert nur wenige Sekunden. Er wird wie ein kurzer krampfartiger Anfall oder eine schnelle Folge von Zuckungen erlebt, die den ganzen Körper ergreifen und dann rasch in einem Gefühl völliger Entspannung enden. Bei Männern beginnt der Orgasmus nach einem ca. 2 bis 3 sec anhaltenden Gefühl der Unvermeidbarkeit der Ejakulation mit rhythmischen, willkürlichen Austreibungsstößen im Penis und Kontraktionen auch von Prostata, Bläschendrüsen und Samenleitern. Die ersten zwei bis vier Austreibungskontraktionen erfolgen in Abständen von weniger als 1 sec, danach werden sie schwächer und die Abstände werden länger. Im Gefolge der Stöße wird das Sperma durch die Harnröhre in mehreren schnellen Schüben herausgeschleudert. Die Wucht der Ejakulation kann unterschiedlich sein. Zum Teil kann das Ejakulat eine Entfernung von 60 cm und mehr zurücklegen. Die Menge der ejakulierten Samenflüssigkeit entspricht etwa einem Teelöffel voll. Bei wiederholten Ejakulationen innerhalb kurzer Zeit wird sie jedoch jedes Mal geringer. Bei manchen Männern bildet sich unmittelbar nach der Ejakulation Schweiß an den Handflächen und Fußsohlen.

Bei Frauen verläuft der Orgasmus mit ca. fünf bis zwölf Kontraktionen der orgastischen Manschette. Bei älteren Frauen sind es in der Regel weniger. Anfangs finden sie in Abständen von weniger als 1 sec statt. Nach ca. drei bis sechs Kontraktionen vergrößern sich die Intervalle und die Intensität der Zuckungen nimmt ab. Fast gleichzeitig beginnt die Gebärmutter, zu kontrahieren. Jedoch sind die Zuckungen des Uterus nicht regelmäßig. Sie beginnen in der oberen Hälfte der Gebärmutter und sind nach unten gerichtet. Auch kontrahieren die Schließmuskeln des Anus entsprechend der orgastischen Manschette.

Die große Muskelkontraktion erfasst nicht nur den gesamten Raum des kleinen Beckens, sondern den ganzen Körper mit Nacken, Armen, Händen, Beinen und Füßen. Orgasmen können bei Frauen auf sehr verschiedene Arten und situationsbedingt unterschiedlich erlebt werden. Bei manchen Frauen ist er eher kurz und sanft, bei anderen ist er länger und heftiger. Einige Frauen haben auch mehrere Höhepunkte hintereinander. Der grundlegende physiologische Vorgang ist jedoch immer der gleiche.

Rückbildungsphase

Nach dem Orgasmus dauert es eine bestimmte Zeit, bis der Ruhezustand wieder erreicht ist. Während dieser sog. Rückbildungsphase lässt bei Frauen der Blutstau im äußeren Drittel der Vagina nach und auch die großen und kleinen Schamlippen nehmen wieder ihre ursprüngliche Form an. Die Klitoris (Kitzler) tritt wieder unter ihrer Vorhaut hervor. Auch die Gebärmutter kehrt zu ihrer normalen Größe zurück und, indem sie aus ihrer aufgerichteten Position in das kleine Becken zurücksinkt, verschwindet auch das Zeltphänomen, d.h. die Erweiterung der inneren Zweidrittel der Scheide. Auch bildet sich der «Sex Flush» langsam wieder zurück. Die Brustwarzen und die Brüste kehren ebenfalls allmählich in den Ruhezustand zurück. Mit dem Nachlassen der Muskelanspannung nehmen auch Pulsfrequenz und Blutdruck wieder ab und die Atmung beginnt sich zu normalisieren. Im Gegensatz zu Männern haben Frauen keine bzw. eine nur sehr kurze «Refraktärperiode», d. h. eine Zeit, in der eine erneute Erregung nicht möglich ist. Deshalb kann es bei einer fortgesetzten Stimulation unmittelbar nach dem ersten Orgasmus bei Frauen auch zu weiteren Höhepunkten kommen. In diesen Fällen setzt die Rückbildungsphase erst nach dem letzten Orgasmus ein.

Bei Männern dauert die Rückbildungsphase proportional zur Dauer der Erregungsphase. Die deutlichste körperliche Veränderung während der Rückbildungsphase ist das Nachlassen der Erektion, das in zwei Stadien verläuft. Das hauptsächliche Abschwellen des Gliedes findet unmittelbar nach dem Samenerguss statt. Allerdings behält der Penis noch eine gewisse Steife bei, die besonders dann, wenn die Erregungs- und Plateauphase lang waren, einige Zeit anhalten kann. Ablenkungen können den Rückgang beschleunigen. Auch kommt es bei Männern über 50 Jahre zu einer schnelleren Erschlaffung des Gliedes nach der Ejakulation. Falls eine Erektion der Brustwarzen vorhanden war, bleibt auch diese noch eine gewisse Zeit bestehen. Die Muskelspannung im Körper lässt aber zunehmend nach und Atmung, Pulsfrequenz und Blutdruck bilden sich auf ihr Normalniveau zurück. Ebenso verschwinden das «Sex Flush»-Phänomen und auch der Schweiß sehr rasch.

Refraktärperiode

Unmittelbar nach dem Orgasmus setzt, wie oben erwähnt, eine Phase sexueller Reizunempfindlichkeit, die sog. Refraktärperiode, ein. Während dieser Zeit, die bereits in der Rückbildungsphase beginnt, ist keine Reaktion auf sexuelle Reize möglich, und es kann weder zu einer neuen Erektion noch zu einem weiteren Orgasmus kommen. In jungen Jahren kann die Refraktärperiode bei Männern relativ kurz sein, ihre Dauer nimmt jedoch mit fortschreitendem Alter zu. Auch bei Frauen gibt es eine Zeitspanne nach dem Orgasmus, in der auf weitere sexuelle Reize keine Reaktion möglich ist und in der weitere Reizung als schmerzhaft empfunden wird. Sie ist allerdings erheblich kürzer, so dass Frauen zu mehreren Orgasmen in rascher Abfolge fähig sind.

10. Sexuelle Erregung:
Lässt sie sich auch objektiv erkennen?

Es gibt – außer den bei Männern deutlich in Erscheinung treten-
den Veränderungen des Genitales – auch andere sichtbare körperliche Veränderungen bei beiden Geschlechtern, an denen eine
Erregung oder ein Orgasmus objektiv zu erkennen ist. Auch hier
haben Masters und Johnson Pionierarbeit geleistet. Sie fanden
wissenschaftlich heraus, dass trotz gewisser geschlechtsbedingter
Unterschiede in den Abläufen der übrigen körperlichen Reaktionen, die vor allem die Dauer und Intensität betreffen, bei beiden
Geschlechtern eine große Ähnlichkeit hinsichtlich der sichtbaren
Zeichen bzw. physiologischen Veränderungen feststellbar ist.
    Die wichtigsten Merkmale lassen sich folgendermaßen zusam-
menfassen:

Brust

Bei Frauen erigieren die Brustwarzen (Mamillen) in der Erregungsphase und behalten diese Erektion während der anderen
Phasen bei. In der Plateauphase sind die Mamillen prall gefüllt,
der Brustumfang nimmt zu und es entstehen dunkle Höfe um die
Brustwarzen herum. In der Rückbildungsphase kommt es zu
einem schnellen Abschwellen und einer langsamen Abnahme der
Brustvergrößerung und der Venenzeichnung.
    Bei Männern tritt eine Brustwarzenerektion in etwa 50 bis
60 % der Fälle auf. Im Gegensatz zu Frauen kann diese Reaktion
bei Männern verzögert sein und erst in der Plateauphase auftreten. Dort kann sie viele Minuten oder sogar Stunden nach der
Ejakulation fortbestehen. Eine Größenzunahme der Brust und die
Schwellung der Brustwarzenvorhöfe findet bei Männern nicht
statt. Bei einigen Männern kann die Brustwarzenerektion durch
direkte Stimulation herbeigeführt werden.

«Sex Flush»

In der späten Erregungsphase kommt es bei den meisten Frauen zum «Sex Flush»-Phänomen, einer Hautrötung, die in der Magengegend beginnt und sich auf Brust und Nacken ausbreitet. In der Plateauphase ist sie über den ganzen Körper ausgebreitet und hält bis nach der Orgasmusphase an. Bei Männern tritt der «Sex Flush» nicht immer auf, aber wenn, dann erscheint er in der Plateauphase und breitet sich von der Magengegend über die vordere Brustwand bis über den Hals zum Gesicht und zur Stirn, gelegentlich auch über die Schultern und Arme aus. In der Orgasmusphase ist er auf dem ganzen Körper sichtbar. In der Entspannungsphase bildet er sich in umgekehrter Reihenfolge des Erscheinens schnell wieder zurück.

Muskelanspannung, Hyperventilation, Tachykardie und Blutdruck

Mit zunehmender sexueller Erregung steigt bei beiden Geschlechtern die Muskelspannung. Pulsfrequenz und Blutdruck erhöhen sich. In der Plateauphase beträgt die Herzfrequenz bei beiden Geschlechtern zwischen 100 und 175/min und in der Orgasmusphase zwischen 110 und über 180/min. Höhere Herzfrequenzen in der Orgasmusphase kommen eher bei Frauen als bei Männern vor. In der späten Plateauphase steigt bei beiden Geschlechtern die Atemfrequenz. In der Orgasmusphase beträgt sie bei beiden Geschlechtern, abhängig von der Intensität und der Dauer der sexuellen Erregung, 40/min. Frauen können zu einem erneuten Orgasmus gelangen, wenn die Hyperventilation des ersten Orgasmus noch besteht. Auch die Blutdrucksteigerung in der Plateau- und vor allem in der Orgasmusphase ist bei beiden Geschlechtern gleich. Mit zunehmender sexueller Stimulierung steigt bei beiden Geschlechtern auch die Spannung der willkürlichen und unwillkürlichen Muskulatur. Nach der Anspannung in der Plateauphase und des Gefühls des «Stehenbleibens», erfolgt bei beiden Geschlechtern in der Orgasmusphase der Verlust der willkürlichen Kontrolle und es finden unwillkürliche Kontraktionen und Spasmen von Muskelgruppen statt. Die Rückbildungsphase verläuft bei beiden Geschlechtern wiederum ähnlich.

Transpiration

Bei ca. einem Drittel der Frauen und Männer kommt es unmittelbar nach dem Orgasmus in der Rückbildungsphase zur Transpiration. Bei Frauen tritt sie häufiger an Rücken, Oberschenkeln und der Brustwand und bei Männern meist an den Fußsohlen und den Handinnenflächen auf.

Bei Menschen über 50 Jahren treten die charakteristischen Körperreaktionen nicht immer oder in veränderter Form auf. Meist bleibt der Sex-Flush bei beiden Geschlechtern aus und die Brustwarzenerektion ist geringer. Auch sind die Analmuskelkontraktionen bei Frauen und Männern schwächer. Bei Frauen vergrößern sich die Brüste nicht und die Schamlippen schwellen weniger an. Beim Orgasmus kommt es zu weniger Kontraktionen der orgastischen Manschette. Bei Männern erfolgt die Erektion langsamer und die Hoden heben sich geringer hoch. Auch verlängert sich die Refraktärperiode und das Glied erschlafft nach dem Samenerguss erheblich rascher.

11. Sexualität im Alter: Geht das überhaupt?

Grundsätzlich hat die Sexualität keine Altersgrenze. Es gibt aber Veränderungen in der Einstellung zur Sexualität und zu den sexuellen Praktiken. So hat die Qualität der Partnerschaft im höheren Lebensalter für den sexuellen Bereich eine deutlich größere Bedeutung als in jüngeren Jahren. Die größte Rolle spielen Zärtlichkeit und Zufriedenheit. Auch ist der Koitus im höheren Lebensalter für das sexuelle Erleben bei weitem nicht mehr so wichtig wie in jüngeren Jahren. Allerdings kann das Alter bei beiden Geschlechtern auch einen positiven Einfluss auf die Sexualität haben. So entfällt die Angst vor Schwangerschaft und durch den Wegzug der Kinder entsteht mehr Zeit füreinander. Auch zeigten Untersuchungen, dass sexuelle Leistungsängste mit zunehmendem Alter abnehmen. Bei Frauen ist zudem ein Rückgang von Schmerzstörungen beim Koitus mit dem Älterwerden zu beobachten.

Es gibt im höheren Lebensalter allerdings auch Veränderungen der physiologischen Reaktionen auf sexuelle Stimulierung. Diese wurden erstmals von Masters und Johnson (1967) genauer untersucht.

Bei älteren *Frauen* tritt die Scheidenfeuchtigkeit (Lubrikation) während der Erregungsphase wesentlich später ein oder sie bleibt aus, wenn der Penis zu rasch eingeführt wird. Wegen der beginnenden Atrophie (hier: altersbedingte Rückbildung) der Vaginalwände wird auch die Dehnbarkeit der Scheide begrenzt. In Verbindung mit der schwächeren Durchblutung und der verminderten Gleitfähigkeit der Scheide ist eine erhöhte Verletzlichkeit und die Gefahr von Schmerzen beim Verkehr gegeben. Zusätzlich können die dünner gewordenen Scheidenwände die Harnröhre und -blase nicht mehr so gut vor den mechanischen Reizungen des Penis schützen, so dass es zur Reizblase, Harninkontinenz oder zum Harndrang beim Geschlechtsverkehr kommen kann. Zwischen dem 60. und 70. Lebensjahr können die kleinen Schamlippen leicht schrumpfen. Dadurch ist die Klitoris weniger geschützt und leichter reizbar sowie schmerzempfindlicher. Die Empfindsamkeit bleibt aber ansonsten unverändert erhalten. Die großen Schamlippen weichen jedoch weniger auseinander. Die Brustvergrößerung sowie die Erektion der Brustwarzen können fehlen. Auch ist das «Sex Flush»-Phänomen kaum noch vorhanden. Die Orgasmusphase ist bei älteren Frauen ebenfalls erheblich kürzer als früher und verläuft mit weniger Kontraktionen der Gebärmutter. Auch tritt die Rückbildung nach dem Orgasmus sehr viel rascher ein. Grundsätzlich gilt aber, dass die Sexualität im Alter umso unproblematischer ist, je regelmäßiger Sexualkontakte bis ins hohe Alter aufrecht erhalten werden, denn durch regelmäßigen Verkehr wird die Rückbildung der Scheide hinausgezögert und auch die Feuchtigkeit bleibt erhalten, so dass damit Schmerzen beim Verkehr verhindert werden können.

Bei älteren *Männern* dauert die Entwicklung einer Erektion in der Erregungsphase länger, wenngleich Lust und Phantasien nicht altern. Die Erektionen können auch schneller als in jüngeren Jahren wieder abnehmen. In der Plateauphase können solche schwächeren Erektionen aufrecht erhalten werden, so dass der Samenerguss im Alter besser kontrollierbar wird. Ein weiterer Punkt ist, dass das Bedürfnis, die Ejakulation schnell erreichen zu wollen, im Alter nachlässt. Insgesamt lässt sich sagen, dass die einzelnen sexuellen Reaktionsphasen weniger intensiv verlaufen und dass sie sich nicht so deutlich unterscheiden lassen. Auch tritt der Koitus ohne Ejakulation bei älteren Männern häufiger auf. Er wird aber dennoch durchaus als befriedigend erlebt. Ferner verringert sich das Austreten von Samenflüssigkeit vor dem Erguss und der «Sex Flush» kann fehlen. Die Ejakulation selbst ist weniger kraftvoll und es finden weniger Kontraktionen statt. Auch ist die Menge der Samenflüssigkeit vermindert. Das Orgasmuserleben selbst wird aber davon kaum beeinflusst. In der Rückbildungsphase klingt die Erektion rascher ab und die Refraktärzeit wird wesentlich länger. Sie kann sogar Stunden bis Tage dauern. Prinzipiell gilt aber, dass ein älterer gesunder Mann nie seine Erektionsfähigkeit im Alter verliert.

12. Unterschiede: Was ist sexualtypisch bei Frau und Mann?

Zwischen den Geschlechtern gibt es einen deutlichen Unterschied hinsichtlich des Alters des höchsten sexuellen Interesses (Kulminationspunkt). Während Männer gewöhnlich während der Jugend bis zu einem Alter von etwa 20 Jahren am meisten sexuelle Lust verspüren, erlangen Frauen ihr volles sexuelles Reaktionspotenzial wesentlich später, etwa ab dem 28. Lebensjahr, wobei die Libidostärke bis zum ca. 35. Lebensjahr ansteigt und erhalten bleibt. Im Klimakterium fällt sie ganz leicht ab, in der Menopause sinkt sie dann aber kaum noch weiter. Aus diesen unterschiedlichen Kulminationspunkten bei beiden Geschlechtern können sich leicht Konflikte ergeben. So geschieht es sehr häufig, dass junge Mädchen dem sexuellen Drängen ihrer 18- bis 20-jährigen Freunde nachgeben, obwohl sie bei weitem noch nicht ihre sexuelle Reife erlangt haben. Die mögliche Folge kann sein, dass ihnen die Sexualität im schlimmsten Fall für den Rest des Lebens verleidet wird. Ein anderes Problem, das aus den unterschiedlichen Höhepunkten des sexuellen Interesses entstehen kann, betrifft die Situation älterer Paare: Während Frauen ab Ende 20 Jahren und dann über Jahrzehnte ein gleichbleibendes sexuelles Interesse verspüren, ist dieses bei Männern im mittleren Alter bereits wesentlich abgeflachter. Bringt man das Dilemma vereinfachend auf den Punkt, bedeutet dies: wenn die Jungen am meisten Lust verspüren, sind die Mädchen noch nicht so weit und wenn die Frauen später soweit sind, wollen die Männer nicht mehr.

Ein weiterer Unterschied zwischen Frauen und Männern besteht darin, dass Männer, vor allem wenn sie in der Phantasie sexuelle Vorstellungen vorwegnehmen, in weniger als einer Minute alle Phasen der sexuellen Erregung beim Geschlechtsverkehr durchlaufen können. Bei Frauen hingegen ist dies nicht möglich. Die Verlaufskurve der sexuellen Erregung ist bei ihnen sowohl im Ganzen als auch in den einzelnen Phasen länger. Auch gibt es bei Frauen im sexuellen Erregungsablauf eine größere individuelle Varianz (Reaktionsbreite) als bei Männern. Dies betrifft sowohl die Art und den Ablauf des Erregungsbeginns als auch den Höhepunkt und die Art der Abfuhr der Erregung. Vor allem betrifft sie auch das subjektive Empfinden, das von Frauen sehr vielschichtiger und mit ganz unterschiedlichen Akzenten beschrieben wird. Dazu gehört, dass sich Frauen subjektiv, auch ohne einen Orgasmus gehabt zu haben, befriedigt erleben können. In diesem Zusammenhang sei darauf hingewiesen, dass es keine Wertigkeit zwischen dem klitoralen und dem vaginalen Orgasmus gibt, denn in beiden Fällen spielt sich physiologisch die gleiche Reaktion ab. Der durch Verkehr in der Scheide ausgelöste Orgasmus ist also nicht «richtiger» oder «reifer» als der, der durch die Stimulation der Klitoris ausgelöst wird. Allerdings wird der Orgasmus durch Klitorisreizung subjektiv anders erlebt als durch den Koitus. Dies hängt aber mit dem intimen Augenblick der Nähe und dem Gefühl des Sichöffnens sowie der Vereinigung und des gemeinsamen Erlebens, und nicht mit der Stimulationstechnik zusammen.

Eine weitere Besonderheit besteht darin, dass bei Frauen Orgasmen häufiger durch Phantasien oder im Schlaf, also von nicht-genitalen Zonen ausgelöst werden können. Typisch bei Frauen ist auch das Phänomen, dass bei ihnen der Orgasmus oft mit einem bestimmten Vokalisationsmuster, also mit Schreien, verbunden ist.

Eine wesentlicher weiterer sexualphysiologischer Unterschied zwischen den Geschlechtern besteht in der Form, wie beim Mann die sexuelle Funktion vom Nervensystem gesteuert wird. Das Nervensystem hat bekanntlich die Aufgabe, die Funktionen aller Teile des menschlichen Körpers aufeinander abzustimmen. Dabei hat das vegetative Nervensystem die Aufgabe, speziell die Funktionen der inneren Organe zu koordinieren. Dazu dienen zwei funktionell antagonistische, d. h. gegensätzliche Systeme, nämlich der Sympathikus und der Parasympathikus. Beide stimmen im Gegen- und Wechselspiel die unwillkürlichen Reaktionen des Körpers aufeinander ab. Bei Männern ist die Gliedsteife (Erektion) vorwiegend parasympathisch und der Samenerguss (Ejakulation) vorwiegend sympathisch gesteuert. Daraus folgt, dass das Auftreten einer Erektion nicht der Willkür unterworfen ist, also nicht willentlich gesteuert werden kann. Dagegen ist der Ejakulationsprozess kontrollier- und steuerbar, d. h. er kann zeitlich hinaus-gezögert werden. Der Ejakulationsprozess, also das kraftvolle Ausstossen des Samens aus der Harnröhre ist ein sehr komplexes Geschehen, das in zwei Stadien verläuft: Im ersten Stadium erfolgt die Kontraktion der inneren Geschlechtsorgane und das Verschließen des Blasenhalses durch den inneren Sphinkter (Schließmuskel), wodurch das rückwärtige Ausfließen des Samens in die Harnblase verhindert wird. Durch den kompletten Verschluss des Blasenhalses und die gleichzeitige Kontraktion des äußeren Sphinkters bildet sich eine Druckkammer, durch die im psychischen Erleben das Gefühl der Unvermeidbarkeit der Ejakulation hervorgerufen wird. Dieses Gefühl geht dem Erguss in einem Abstand von 1 bis 2 sec voraus. Das zweite Stadium beginnt mit der Entspannung des äußeren Sphinkters der Harnblase, wodurch der Weg für den Samen in die Harnröhre freigegeben wird, und endet mit der Ejakulation. Die Ejakulationsphase vermittelt bei gesunden Männern das Orgasmusgefühl. Fließt der Samen ohne Kraft und Orgasmusgefühl aus der Urethra (Harnröhre), spricht man von einer Emission. Emissionen können bei Querschnittsgelähmten, aber z. B. auch im Schlaf auftreten.

Bei Jungen vor der Pubertät kann das gegenteilige Phänomen vorkommen. Sie können einen Orgasmus auch ohne Ejakulation haben. Auch gibt es erwachsene Männer, die durch Übung (Tantra- und Carrezza-Praktiken) in der Lage sind, erst nach dem Orgasmus zu ejakulieren. Dies ist möglich, weil sie trainiert haben, beide Vorgänge getrennt wahrzunehmen. Ebenfalls gibt es einige meist junge Männer, die innerhalb kurzer Zeit mehrfache Orgasmen haben können, wobei diese dann aber ohne Ejakulationen bleiben, da die Samenflüssigkeit ja vorübergehend nicht verfügbar ist. Jedoch können vor allem bei jungen Männern nach der Pubertät die Refraktärzeiten sehr kurz sein, so dass erneute Ejakulationen rascher möglich sind. Mit zunehmendem Alter verlängern sich die Refraktärperioden aber deutlich. In der Regel dauert die Rückbildungsphase proportional zur Dauer der Erregungsphase.

Frauen haben im Gegensatz zu Männern keine bzw. eine nur sehr kurze Erholungsperiode. Deshalb sind sie zu mehreren Orgasmen hintereinander fähig. In diesen Fällen setzt die Rückbildungsphase erst nach dem letzten Höhepunkt ein.

Es gibt aber auch geschlechtstypische Besonderheiten, die mit psychologischen Aspekten der Sexualität zu tun haben. So fordert der Orgasmus für die Frau eher die Fähigkeit heraus, sich gehen zu lassen, während die Herausforderung für den Mann eher im Steuern der Kontrolle besteht, um z. B. einen schnellen Erguss zu vermeiden. Ein anderer psychologischer geschlechtstypischer Unterschied hängt mit dem Zeitpunkt und den Umständen zusammen, in denen sexuelle Bedürfnisse gezeigt oder gespürt werden. Auf den Punkt gebracht lässt sich der Unterschied wie folgt beschreiben: der Mann sucht Sex, wenn er getröstet werden will, die Frau, wenn sie getröstet ist.

III. Diagnostik

13. Diagnose: Nach welchen Kriterien wird sie eigentlich erstellt?

Eine Diagnose zu erstellen bedeutet, vorhandene Symptome einem Krankheitsbild zuzuordnen. Dies ist die Voraussetzung zur Einleitung einer wirksamen Behandlung. Welche Symptome zu einem Krankheitsbild gehören und wie man es bezeichnet, ist in einer Krankheitslehre festgelegt worden. Neben der Symptomatik beschreibt sie auch die Entstehung und den Verlauf des Krankheitsbildes. Dennoch kommen nicht alle Untersucher zu gleichen Ergebnissen, was daran liegen kann, dass sie die einzelnen Kriterien unterschiedlich gewichtet und beurteilt haben können. Damit Diagnosen aber möglichst international und weltweit einheitlich von Psychotherapeuten oder Ärzten gestellt werden können, wurden neben den bestehenden Krankheitslehren sog. Klassifikationssysteme entwickelt. Darin wurden sämtliche Krankheiten mit einer bestimmten Nummer versehen. Für jede Störung wird außerdem genau angegeben, welche Beschwerden gegeben sein müssen, um die entsprechende Krankheit diagnostizieren zu können.

Die bekanntesten Klassifikationssysteme für den psychischen Bereich sind die von der Weltgesundheitsorganisation (WHO) erarbeitete «Internationale Klassifikation Psychischer Störungen», ICD-10 und das von der amerikanischen Psychiatriegesellschaft APA entwickelte «Diagnostische und Statistische Manual Psychischer Störungen» DSM-IV. Die Zahlen 10 bzw. IV zeigen die Revisionen der Ausgaben an, d. h. wie häufig die Krankheitskataloge überarbeitet worden sind.

Hinsichtlich der Diagnostik sexueller Funktionsstörungen ist es seit der Erforschung des sexuellen Reaktionszyklus durch Masters und Johnson üblich geworden, die Diagnostik der sexuellen Funktionsstörungen den vier Phasen (Erregung, Plateau, Orgasmus und Rückbildung) des Zyklus anzulehnen. Die Sexualtherapeutin

Kaplan (1974) ergänzte diese sexuellen Stadien durch die Phase der Appetenz, d. h. der Lust, die dem ganzen Prozess vorausgeht. Ihre Idee wurde von der Fachwelt aufgegriffen und fand Eingang in die beiden Klassifikationssysteme. In der aktuellen Version, im **DSM-IV-TR** werden sieben Untergruppen sexueller Funktionsstörungen aufgeführt:

- 1. Störungen der sexuellen Appetenz
- 2. Störungen der sexuellen Erregung
- 3. Orgasmusstörungen
- 4. Störungen mit sexuell bedingten Schmerzen
- 5. Sexuelle Funktionsstörungen aufgrund eines medizinischen Krankheitsfaktors
- 6. Substanzindizierte sexuelle Funktionsstörungen und
- 7. Nicht näher bezeichnete sexuelle Funktionsstörungen.

Unter die Gruppe 5 der «sexuellen Funktionsstörungen aufgrund einer körperlichen Erkrankung» fallen z. B. Schmerzen beim Geschlechtsverkehr, die aufgrund einer organischen Ursache, wie z. B. Vernarbungen oder einer Phimose beim Mann, entstehen können. Zu den substanzinduzierten sexuellen Funktionsstörungen zählen z. B. Erektionsstörungen, die durch die Einnahme von Drogen und Alkohol entstanden sind.

In der **ICD-10** sind zehn Kategorien sexueller Funktionsstörungen aufgelistet, die sich ebenfalls im Großen und Ganzen an den Phasen des sexuellen Reaktionszyklus orientieren. Zu den sexuellen Funktionsstörungen, die nicht durch eine organische Störung oder Krankheit verursacht wurden, gehören

- Mangel oder Verlust von sexuellem Verlangen
- Sexuelle Aversion und mangelnde sexuelle Befriedigung
- Versagen genitaler Reaktionen
- Orgasmusstörung
- Ejaculatio praecox (vorzeitiger Erguss)
- Nicht organischer Vaginismus (Scheidenkrampf)
- Nicht organische Dyspareunie (Schmerzen beim Geschlechtsverkehr)

- Gesteigertes sexuelles Verlangen

- Sonstige sexuelle Funktionsstörungen, nicht verursacht durch eine organische Störung oder Krankheit

- Nicht näher bezeichnete sexuelle Funktionsstörung, nicht verursacht durch eine organische Störung oder Krankheit.

Die beiden letzten Kategorien ermöglichen es, Störungen, die den aufgelisteten Kategorien nicht entsprechen, eine dieser beiden Rubriken zuzuordnen.

Zur Diagnostizierung einer sexuellen Funktionsstörung müssen die speziellen Beschwerden und Beeinträchtigungen während einer Zeitdauer von sechs Monaten vorliegen.

Im DSM-IV wird darüber hinaus gefordert, dass ein deutlicher Leidensdruck oder zwischenmenschliche Schwierigkeiten vorhanden sein müssen, um die Störung diagnostizieren zu können.

14. Störungsgeschichte: Wann klappt es und wann nicht?

Sexuelle Funktionsstörungen können nur in bestimmten Situationen oder unter bestimmten Bedingungen oder bei bestimmten sexuellen Praktiken auftreten. Solche Beschwerden werden als situations- bzw. als praktik- oder als partnerbezogen bezeichnet. So können z. B. Männer bei der Selbstbefriedigung immer eine Erektion und einen Orgasmus bekommen, nicht aber beim Geschlechtsverkehr mit einer Partnerin. Auch können bei einer Frau Orgasmusprobleme nur bei einem bestimmten Partner, nicht aber bei anderen, auftreten.

Um die spezifische sexuelle Funktionsstörung näher eingrenzen zu können und damit manchmal auch schon etwas über die Verursachung in Erfahrung bringen zu können, ist es also wichtig, nach den sog. «formalen» Kriterien zu fragen, d. h. z. B. nach

■ der Häufigkeit der Problematik (z. B. immer oder gelegentlich)

■ den Umständen und Bedingungen ihres Auftretens (plötzlich oder schleichend)

■ dem Verlauf (akut oder chronisch) und

■ dem Schweregrad (Ist die Funktion ganz oder teilweise gestört?).

Andere formale Kriterien beziehen sich auf den Beginn einer Störung. Als primär wird eine sexuelle Störung bezeichnet, die von Anfang an existiert, als sekundär eine Störung, die nach einer kürzeren oder längeren symptomfreien Zeit auftritt. Initiale Störungen werden diejenigen Probleme genannt, die anfangs bei der Aufnahme sexueller Aktivitäten auftauchen und die sich mit zunehmender sexueller Erfahrung meist von selbst wieder zurückbilden.

Um sexuelle Funktionsstörungen von gelegentlichen, z. B. aus Unerfahrenheit entstehenden sexuellen Problemen abzugrenzen, schreiben die Diagnosesysteme vor, dass die Beeinträchtigungen mindestens über einen Zeitraum von sechs Monaten aufgetreten sein müssen, um sie als Störung bezeichnen zu können. Nur wenn eine solche vorliegt, übernehmen in Deutschland Krankenkassen und Privatversicherungen auch die Kosten einer Behandlung.

IV. Häufigkeit und Vorkommen

15. Sexuelle Dysfunktionen: Wie häufig kommen sie denn vor?

Sexuelle Funktionsstörungen sind häufiger als allgemein angenommen wird. Genaue Zahlen für die einzelnen Störungsbilder zu ermitteln, ist allerdings von wissenschaftlicher Seite her schwierig, denn repräsentative Erhebungen zu erstellen, also Studien, die auf die Verbreitung sexueller Funktionsstörungen in der Allgemeinbevölkerung schließen lassen, ist sehr aufwändig, kostenintensiv und methodisch anspruchsvoll. Hinzu kommt ein möglicher Fehlereinfluss durch die Stichprobenauswahl, der u. a. durch Antwortverweigerungen zustande kommen kann, da immerhin ein besonders privater und intimer Bereich abgefragt wird. Auch kann als vermeintliche Lösung nicht einfach von der relativen Häufigkeit von Störungen bei Klienten, die eine ambulanten Sprechstunde in einer klinischen Institution oder eine Beratungsstelle aufsuchen, auf die Häufigkeit der betreffenden Störung in der Gesamtbevölkerung geschlossen werden, denn es kommen z. B. Frauen mit einem Vaginismus (Scheidenkrampf) relativ häufig in eine klinische Sprechstunde, während Frauen mit Appetenzstörungen, also Frauen, die über mangelnde Lust klagen, dies seltener tun. Würde man auf die Verbreitung dieser Störungen in der Allgemeinbevölkerung schließen, würde die Häufigkeit des Vaginismus überschätzt und die der Appetenzstörungen unterschätzt werden.

Aus den relativ wenigen vorliegenden, systematischen und repräsentativen Daten lassen sich jedoch gewisse Trends hinsichtlich der Häufigkeit und des Vorkommens sexueller Funktionsstörungen in der Allgemeinbevölkerung schließen.

Die beiden Forscher Simons und Carey (2001) haben über 50 Studien analysiert und kommen zu dem Schluss, dass in der Allgemeinbevölkerung

- 7 bis 10 % der Frauen Orgasmusstörungen,

- 0 bis 5 % der Männer Erektionsstörungen,

- 0 bis 3 % der Männer ein herabgesetztes sexuelles Interesse (Appetenzstörungen),

- 4 bis 5 % der Männer einen vorzeitigen Samenerguss (Ejaculatio praecox),

- 0 bis 3 % der Männer einen verzögerten Orgasmus und

- 0,2 % der Männer Schmerzen beim Verkehr aufweisen.

Bezüglich der übrigen Störungsbilder waren die Ergebnisse zu ungenau. Aber aus einer anderen Studie (Laumann et al., 1994) wurde ersichtlich,

- dass 33 % der Frauen aller Altersstufen, also jede dritte Frau, ein mangelndes sexuelles Interesse hat,

- dass für mehr als 14 % der Frauen der Geschlechtsverkehr schmerzhaft ist,

- dass knapp 19 % der Frauen an einer Störung der sexuellen Erregung leiden und

- dass 11,5 % der Frauen über sexuelle Leistungsängste klagen,

- dass 24 % keinen Orgasmus bekommen,

- dass er bei 10 % der Frauen zu früh kommt und

- dass 21 % der Frauen ihre Sexualität als nicht angenehm empfinden.

Auffällig war, dass bei den Frauen ein Rückgang der Schmerzstörung mit dem Älterwerden zu verzeichnen ist.

Die Störungsbilder der Männer zeigten in der gleichen Studie folgende Häufigkeiten:

- knapp 16 % der Männer aller Altersstufen hatten ein mangelndes sexuelles Interesse,

- für 3 % war der Geschlechtsverkehr schmerzhaft,

- mehr als 10 % hatten Erektionsstörungen,

- 28,5 % wiesen einen vorzeitigen Erguss auf,
- mehr als 8 % hatten Orgasmusprobleme,
- 17 % klagten über sexuelle Leistungsängste und
- 8 % fanden ihre Sexualität nicht erfreulich.

Bei den Männern zeigte sich die Fähigkeit zur Erektion als besonders altersabhängig. Während von den 18 bis 29-Jährigen nur etwa 7 % eine Erektionsstörung angaben, waren es bei den 50 bis 59-Jährigen dreimal so viel, also rund 21 %.

Ansonsten zeigte sich bezüglich des Einflusses des Alters auf sexuelle Funktionsstörungen, dass die Dauer einer Partnerschaft die sexuelle Aktivität erheblich stärker vermindert als das Lebensalter. Zumindest trifft dies bis zum Alter von 45 Jahren zu.

Bemerkenswert ist, dass sich in den letzten dreißig Jahren die Symptome deutlich gewandelt haben. So hat Schmidt 1998 in einer Gegenüberstellung der Probleme, die Mitte der 1970er-Jahre und Anfang der 1990er-Jahre den Anlass bildeten, die Sexualberatungsstelle der Hamburger Universitätsklinik aufzusuchen, einen dramatischen Anstieg der Appetenzprobleme bei Frauen (von 8 % auf 58 %) aufzeigen können, während der Anteil der Erregungs- und Orgasmusstörungen bei Frauen von 80 % auf 29 % zurückgegangen ist.

Aber auch bei Männern ist ein Anstieg der sexuellen Appetenzstörungen erkennbar (von 4 % auf 16 %), wenngleich nicht in dem Ausmaß wie bei Frauen. Ansonsten erwiesen sich die Störungsbilder bei den Männern sehr viel konstanter. Die Erektionsstörungen sind bei weitem der häufigste Anlass gewesen, eine Beratung aufzusuchen, in deutlichem Abstand gefolgt vom vorzeitigen Samenerguss.

Sexuelle Probleme kommen also sehr häufig vor. Bei Männern sind es vorwiegend Erektionsstörungen und der vorzeitige Samenerguss, aber auch sexuelle Appetenzstörungen haben in den letzten Jahren prozentual zugenommen. Schmerzen beim Geschlechtsverkehr treten bei Männern dagegen nur sehr selten auf.

Bei Frauen ist die häufigste Störung das mangelnde sexuelle Interesse (Appetenzstörung). Erregungs- und Orgasmusstörungen sowie Schmerzen beim Koitus sind etwa gleich häufig anzutreffen. Der Vaginismus (Scheidenkrampf) hingegen kommt relativ selten vor. In letzter Zeit ist allerdings ein Anstieg zu beobachten, wobei unklar ist, ob tatsächlich der Vaginismus zugenommen hat oder ob er nur häufiger diagnostiziert, weil die Frauen vermehrt professionelle Hilfe suchen.

V. Ursachen

16. Sexuelle Funktionsstörungen: Wodurch entstehen diese denn?

Bei der Entstehung der sexuellen Funktionsstörungen sind seelische und körperliche, aber auch soziale Prozesse beteiligt. Eine auf alle Symptombilder anwendbare Theorie der Verursachung sexueller Dysfunktionen liegt allerdings bis heute nicht vor. Es gibt jedoch Vermutungen und Hypothesen hinsichtlich der Ursachen einzelner Krankheitsbilder. Grundsätzlich gilt jedoch für alle Störungen, dass psychische, somatische und soziale Ursachen in einem Wechselspiel zusammenwirken, d. h. dass sexuelle Funktionsstörungen biopsychosozial und damit multifaktoriell bedingt sind. Nur in ganz seltenen Fällen sind sie durch eine alleinige Ursache zu erklären.

Zu wieviel Prozent jeweils organische, psychische und soziale Faktoren bei der Entstehung einer sexuellen Funktionsstörung beteiligt sind, lässt sich nicht generell sagen. Dies hängt auch vom Alter und der Art der Störung des Patienten ab. So sind in der Gruppe der Männer ab etwa 50 Jahren körperliche Ursachen häufiger anzutreffen als bei jüngeren Männern.

Was man allerdings weiß ist, dass sich Ursachen nicht einzeln und linear auswirken. Dies bedeutet, dass z. B. eine sexuelle Traumatisierung nicht in jedem Fall zwangsläufig zu einem Symptom führen muss. Falls dies doch geschieht, folgt daraus nicht, dass je schwerer das Trauma ist, desto schwerer auch die sexuelle Störung ausfallen wird. Vielmehr bedingen sich die verschiedenen Ursachen in einem komplexen dynamischen und individuellen Prozessgeschehen gegenseitig. Daraus folgt, dass durch ein Zusammenspiel auch weniger schwerwiegender Faktoren in der Summierung ein sexuelles Symptom entstehen kann und vielleicht auch nur bei diesem betreffenden Patienten auf dem Hintergrund seiner individuellen Lebensgeschichte.

Als weiterer Aspekt zum Verständnis der Entstehungsbedingungen kommt hinzu, dass die möglichen psychischen, organischen und sozialen Ursachen meist nicht spezifisch sind. Dies bedeutet, dass nicht eine ganz bestimmte Ursache immer und bei bei allen Menschen gleichermaßen zu einer ganz bestimmten Funktionsstörung führen muss. Statt dessen wirken bei der Entstehung einer Störung fast immer Persönlichkeitseigenschaften, Lebenserfahrungen, auslösende Bedingungen und ggf. auch körperliche Faktoren und Krankheiten zusammen. Aus diesem Grunde kann die genaue Verursachung letztlich nur in jedem Einzelfall herausgefunden werden.

Insgesamt gesehen lässt sich allerdings feststellen, dass bei sexuellen Funktionsstörungen die Ursachen deutlich häufiger psychischer als körperlicher Art sind. Insbesondere gilt dies bei jungen Menschen.

Psychische Faktoren
17. Psyche: Hat sie den größten Einfluss?

Grundsätzlich lässt sich sagen, dass sich eine sexuelle Funktions-störung nicht aus einer einzelnen seelischen Ursache, wie z. B. einer einzelnen traumatischen Erfahrung, ableiten lässt, sondern dass bei der Entstehung in der Regel ein ganzes biopsychosoziales Ursachenbündel zusammenwirkt. Auch gibt es keine störungs-spezifischen Ursachen für die einzelnen Symptombilder. Das be-deutet, dass man weder sagen kann, dass z. B. jeder Orgasmus-störung eine Leistungsangst zugrunde liegt noch, dass jeder, der eine sexuelle Leistungsangst hat, auch eine Orgasmusstörung entwickeln wird. Vielmehr ist eine sexuelle Funktionsstörung das Resultat eines komplexen, dynamischen und individuellen Prozess-geschehens, bei dem die Persönlichkeits- und Konfliktstruktur eines Menschen, seine sexuellen Erfahrungen, seine Partnerbezie-hung, in der die sexuelle Störung entsteht oder sich chronifiziert, die auslösenden Bedingungen und u. U. die Eigendynamik des Symptoms eine Rolle spielen.

Wie erwähnt sind nicht ganz bestimmte psychische Faktoren speziell für eine bestimmte Störung verantwortlich, sondern die gleiche seelische Ursache kann sich in den verschiedensten Symp-tombildern äußern. Gleichgültig, in welchen Symptomen sie sich zeigen, lassen sich psychische Entstehungsbedingungen für sexu-elle Funktions- und Erlebensstörungen jedoch schwerpunktmäßig in vier Bereiche untergliedern:

- 1. in den Bereich der unbewussten und bewussten **Ängste**, die zur physiologischen Hemmung der sexuellen Funktionsfähig-keit führen können. Bewusstseinsnahe Ängste können z. B. aus früheren traumatischen sexuellen Erfahrungen, wie Vergewal-tigung, Inzest, sexueller Missbrauch oder sexuelles Versagen herrühren. Sog. innerseelische Ängste sind tiefer verwurzelt und lassen sich in der Regel aus einer unbewussten Spannung des Betroffenen ableiten, die in der Regel aus unbewussten Konflikten resultiert. Hierher gehören z. B. die Angst vor Versagen, vor Hingabe, oder davor, die Kontrolle zu verlieren, Schuld- und Schamgefühle sowie Depressionen aber auch Ängste, abgelehnt zu werden, nicht begehrenswert oder etwa ungeschickt und nicht gut genug zu sein. Leistungs-, Erwartungs- und Versagensängste sind dabei dem Bewusstsein meist zugänglicher als die o. g. tiefer verwurzelten Ängste. Nach psychoanalytischer Lehre werden letztere eingeteilt in *Triebängste* (z. B. vor Kontrollverlust, vor Schmutz, vor Gewalt etc.), *Beziehungsängste* (Angst vor Nähe und Intimität, Angst vor Abhängigkeit und Selbstaufgabe etc.), *Geschlechtsidentitätsängste* (Angst, keine «richtige» Frau oder kein «richtiger» Mann zu sein etc.) und *Gewissensängste* (unbewusste Schuldgefühle aufgrund von Erziehungseinflüssen oder bewusste Schuldgefühle aufgrund realer Strafandrohung).

■ 2. in den Bereich der **partnerschaftlichen Probleme**. Hierbei spielen nicht nur offene Unstimmigkeiten und partnerschaftliche Konflikte wie z. B. Machtkämpfe oder Feindseligkeiten eine Rolle, sondern die sexuelle Funktionsstörung lässt sich häufig auch aus der unbewussten Paardynamik ableiten. Aber auch Langeweile mit dem Partner, die sich in einer unzureichenden erotischen Atmosphäre und mangelnden Stimulation zeigen kann, sowie übertriebene Erwartungen, Leistungsmythen und Kommunikationsprobleme spielen eine Rolle.

■ 3. in den Bereich der **Lern- und Wissensdefizite** sowie in den Bereich der eher «an der Oberfläche» liegenden Befürchtungen wie z. B. die Angst vor einer Schwangerschaft oder z. B. Ängste, eine Geschlechtskrankheit oder eine HIV-Infektion zu bekommen. Oft entstehen sexuelle Funktionsstörungen schlicht auch aus mangelnder Erfahrung oder Unkenntnis heraus.

■ 4. in den Bereich, der mit der Eigendynamik des Symptoms aufgrund eines **Selbstverstärkungsmechanismus** zu tun hat. Dies bedeutet, dass ein Symptom durch eine Erwartungs- bzw. Versagensangst, die zur übertriebenen Selbstbeobachtung und zu übermäßiger Kontrolle führt, aufrecht erhalten werden kann, auch wenn die zugrundeliegende Ursache längst behoben worden ist.

Zusammengefasst lässt sich also sagen, dass die meisten seelischen Ursachen für sexuelle Funktionsstörungen auf Ängste, Partnerprobleme sowie auf Lern- und Wissensdefizite zurückzuführen sind. Hinzu kommt ein Selbstverstärkungsmechanismus, der zu einer Art Eigendynamik eines Symptoms führt. Diese bewirkt, dass eine Störung nach einer gewissen Zeit allein durch eine sich aufbauende Erwartungs- und Versagensangst aufrecht erhalten werden kann, selbst wenn das ursächliche Problem schon längst beseitigt ist.

18. Angst: Ist sie auch im Spiel?

Angst ist ein ganz wesentlicher ursächlicher Faktor sexueller Funktionsstörungen. Sie kann durch Konditionierungsprozesse gelernt werden und z. B. zu Vermeidungsverhalten führen. Auch im psychoanalytischen Verständnis sexueller Funktionsstörungen haben Ängste, Hemmungen und Konflikte eine ganz zentrale Bedeutung. Aus dieser Sicht wird das sexuelle Symptom als Resultat eines Konflikts von unbewussten angstauslösenden Triebimpulsen und deren Abwehr verstanden. Als Triebimpulse spielen Eroberungs- und Versorgungswünsche, aber auch Bemächtigungs- und Kontrolllust sowie Größenphantasien eine Rolle. Die Triebimpulse selbst sind aber nicht das Problem, denn alle Menschen haben solche Wunschphantasien und Bedürfnisse. Normalerweise werden sie auch bis zu einem gewissen Grad als lustvoll erlebt. Von sexuell gestörten Menschen werden solche Regungen oder Ängste aber als bedrohlich empfunden, weil sie zu stark sind und unbewusst die Gefahr gespürt wird, dass das «Ich» von ihnen überschwemmt wird, d. h. dass die Abwehr versagt, die normalerweise dafür da ist, solche Triebimpulse in Schach zu halten. Als Folge kommt es dann zur Entwicklung der sexuellen Funktionsstörung i. S. eines «neurotischen Kompromisses», also zu einer Art Notlösung. Das Symptom hat aus dieser Sicht eine stabilisierende Funktion, weil es durch sein Auftreten für ein relativ angstfreies (neurotisches) Gleichgewicht sorgt.

Die bei dem einzelnen Menschen zugrunde liegenden tief verwurzelten sexuellen Ängste lassen sich meist aus seiner individuellen Kindheitsgeschichte ableiten. Oft sind sie aber auch das Resultat erlebter negativer Erfahrungen in der weiteren Lebensgeschichte. Im schlimmsten Falle liegen ihnen sexuelle Gewalterlebnisse oder Missbrauchserfahrungen zugrunde.

Sexuelle Ängste können aber auch dadurch entstehen, dass sexuelle Handlungen tatsächlich manchmal unter Strafandrohung stehen. Auch solche sog. realen Ängste, die allerdings meist bewusster Art sind, können sich dann z. B. in Erektionsproblemen äußern. Als Beispiel sei ein junges Paar angeführt, das Angst davor hat, bei seinen heimlichen und verbotenen Intimitäten erneut von den Eltern «erwischt» und wieder bestraft zu werden. Solche Ängste lassen sich sehr gut durch die Prozesse der klassischen oder operanten Konditionierung erklären. Sie bewirken, dass Angst entweder durch die Kopplung eines neutralen Reizes mit einer unangenehmen Situation oder durch Bestrafung eines Verhaltens gelernt wird, mit der Folge, dass es künftig nicht mehr gezeigt oder vermieden wird.

Nicht nur tief verwurzelte, sondern auch relativ bewusstseinsnahe oder bewusste Ängste spielen bei der Verursachung sexueller Störungen also eine wesentliche Rolle. Dazu zählen z. B. Versagens-, Erwartungs- und Leistungsängste, aber auch die o. g. Angst vor tatsächlicher Strafe. Die physiologischen Begleiterscheinungen sind jedoch unabhängig davon, ob es sich um leichte oder intensive, um tief verwurzelte oder um bewusstseinsnahe Ängste handelt, immer die gleichen: sie stören die physiologischen Abläufe der sexuellen Reaktion ganz unmittelbar in der konkreten sexuellen Situation, in der es dann zu der entsprechenden sexuellen Funktionsstörung kommt.

Die Schnelligkeit, mit der Angstreaktionen erlernt bzw. konditioniert werden, steht wahrscheinlich mit einer neurotischen Disposition im Zusammenhang. Wenn sie vorhanden ist, scheint sie die Entstehung einer sexuellen Störung zu begünstigen. Untersuchungen (Cooper 1968, 1969) legen nahe, dass im Vergleich zu anderen sexuellen Funktionsstörungen bei Männern besonders die vorzeitige Ejakulation mit einer neurotischen Disposition verbunden ist. Bei Frauen zeigt sich, dass insbesondere Aversion und Vaginismus mit ausgeprägtem Neurotizismus einhergehen.

19. Unbewusstes:
Wie sieht es mit unbewussten Ängsten aus?

Tief verwurzelte, also unbewusste Ängste, die aus der Kindheitsgeschichte ableitbar sind, stellen ein ganz wesentliches Element
im Erklärungsversuch sexueller Funktionsstörungen dar.

Zusammengefasst lassen sie sich einteilen in:

▨ Triebängste (Angst vor Kontrollverlust, Schmutz, Gewalt etc.)

▨ Beziehungsängste (Angst vor Nähe und Intimität, vor Abhängigkeit und Selbstaufgabe etc.)

▨ Geschlechtsidentitätsängste (Angst, nicht begehrt zu werden,
keine «richtige» Frau, kein «richtiger» Mann zu sein etc.) und

▨ Gewissensängste (Schuldgefühle aus Erziehungseinflüssen oder
Strafandrohungen).

So können manche Menschen z. B. ein Grundgefühl des Zukurz-
gekommenseins entwickeln, das aus der Säuglingszeit durch Ver-
sagungen von Wünschen nach Geborgenheit und sofortiger
Befriedigung des Hungers oder nach Saugen, Hautkontakt und
Wärme verstehbar wird. Aber auch eine misstrauische Angst,
immer unbefriedigt bleiben zu müssen oder enttäuscht zu werden, kann aus dieser Zeit erklärt werden. Entsprechend können
später sexuelle Wünsche Angst vor unausweichlicher Enttäuschung
auslösen, so dass sexuelle Störungen dann als Schutz vor solchen
phantasierten Frustrationen verstanden werden können.
    Auch aus der Phase der Sauberkeitserziehung, in der das Kind
den Umgang mit Macht durch das Hergeben und Zurückhalten
der Exkremente gewinnt, können sexuelle Funktionsstörungen
entstehen. Dies kann z. B. dann der Fall sein, wenn die kindlichen
Wünsche mit dem Sauberkeitsanspruch der Eltern nicht überein-

stimmen. Hemmungen des Genießenkönnens sexueller Lust und des Höhepunktes können dann die Folge sein. Aber auch die Angst, die Kontrolle über den Körper und die Gefühle zu verlieren, kann aus der Sauberkeitsphase resultieren und später die sexuelle Funktion blockieren. Ebenso können körperliche Bedürfnisse in dieser Entwicklungsphase generell mit Schmutz und Ekel verbunden werden. Lernt das Kind in dieser Entwicklungsphase – und hier wird eine weitere Störungsursache verstehbar – seine körperlichen Bedürfnisse aggressiv gegen seiner Umwelt einzusetzen oder erlebt es, dass die Umwelt das Ausleben dieser Bedürfnisse als feindselig wahrnimmt, kann es später im Erwachsenenalter auch die Sexualität als aggressiven Akt erleben und als Folge z. B. die Sexualität angstvoll vermeiden oder aggressive sexuelle Praktiken bevorzugen.

Auch aus der Form der Eltern-/Kindbeziehung können sich Ängste herausbilden, die später die Sexualität negativ beeinflussen. So kann eine ausgeprägte Angst vor Partnerverlust vor allem bei Menschen entstehen, die aus Familien stammen, in denen der Vater bzw. die Mutter real oder psychologisch abwesend waren oder dem Kind ablehnend gegenüberstanden. Auch tritt eine solche Angst häufig bei Menschen auf, die in ihrer Kindheit z. B. durch Krankenhausaufenthalte von ihrer Familie getrennt gewesen waren. Durch die dadurch entstehende Verunsicherung im Zuwendungsbereich kann es ihnen später schwer fallen, Intimität und Nähe zu geben und zu nehmen oder sich zu trauen, die Kontrolle über sich im Beisein des Partners zu verlieren. Jede engere Beziehung kann die Furcht dieser Menschen mobilisieren, wieder verlassen zu werden und die alten enttäuschenden Erfahrungen wieder erleben zu müssen. Durch die innere, unbewusste Vorwegnahme des alten Kindheitstraumas wird die Hingabe zur Gefahr und die Entwicklung einer sexuellen Funktionsstörung zur unbewussten Lösung des Konfliktes.

Aber nicht nur Beziehungsängste und insbesondere die Angst vor Hingabe, sondern auch Geschlechtsidentitätsängste und Scham spielen bei der Entstehung sexueller Funktionsstörungen eine große Rolle. Der Angst, sich vor dem Partner zu zeigen und die emotionale Kontrolle über sich zu verlieren, liegen oft Gefühle zugrunde, keine «richtige» Frau oder kein «richtiger» Mann zu sein. Ängste, sexuell zu versagen oder ungeschickt zu sein, nicht liebens- und begehrenswert zu sein, sind ebenfalls Geschlechtsidentitätsängste, die auf vielfältige Weise gerade bei Orgasmusstörungen von Bedeutung sind. Einige in ihrer Geschlechtsidentität verunsicherte Männer vermeiden häufig Zärtlichkeit und Hingabe, weil sie beides als schwach, passiv oder weiblich erleben. Andere Männer wehren ihre Geschlechtsidentitätsängste eher durch eine harte, genitalbetonte, schnelle Sexualität ab oder sie überkompensieren sie durch eine scheinbar nie versiegende Potenz. In ihrer Geschlechtsidentität verunsicherte Frauen können ihr Geschlechtsteil als Wunde erleben und Sexualität aus ihrem Erleben gänzlich ausblenden. Als eine andere Konsequenz kann auch ein Ablehnen und Vermeiden des Penetriertwerdens auftreten und sich z. B. durch einen Vaginismus oder eine andere Orgasmusstörung ausdrücken.

Im psychoanalytischen Verständnis können auch übergroße Gewissensängste, d. h. Schuld- und Schamgefühle, für die Entstehung einer Sexualstörung verantwortlich sein. Diese können aus einer sexualfeindlichen Erziehung oder Umgebung erklärbar sein, aber z. B. auch von religiösen Normen herrühren. In diesen Fällen wird eine Strafe jedoch nur phantasiert und auch die Angst muss nicht dem Bewusstsein zugänglich sein.

20. Sexualängste bei Frauen: Gibt es ganz spezifische?

Betrachtet man die spezifischen Sexualängste der Frauen, lässt sich feststellen, dass sie hauptsächlich aus zwei Quellen resultieren: zum einen aus den individuellen Lern- bzw. Sozialisationserfahrungen und zum anderen aus der Dynamik der Partnerbeziehung.

Wie Sexualität erlebt wird, hängt ganz entscheidend von frühen Erfahrungen mit zwischenmenschlichen Beziehungen ab. Die ersten und häufig entscheidenden Erfahrungen werden von einem Menschen in der Ursprungsfamilie mit seinen Eltern, Geschwistern und Verwandten gemacht. Hier lernt er, ob er als liebenswert betrachtet wird, ob er nur für angepasstes Verhalten oder auch als Mensch mit Fehlern akzeptiert wird, ob Beziehungen verlässlich oder gefährlich sind, ob und wie Konflikte ausgetragen werden etc. Die Art der Sozialisierung entscheidet also ganz erheblich über die spätere Einstellung zur Sexualität und beeinflusst die Störanfälligkeit bzw. erklärt die späteren spezifischen sexuellen Ängste. Solche Sozialisationsprozesse geschehen durch Lernprozesse, die durch klassische Konditionierung, operantes Lernen und Modell-Lernen bedingt sind. Der Prozess der klassischen Konditionierung entsteht dadurch, dass bestimmte Reize mit Auslösern verbunden werden, die zur Erregung oder Hemmung führen. Tritt z. B. eine sexuelle Erregung im Zusammenhang mit dem Hören eines bestimmten Musikstückes auf, so kann das Hören der Melodie zur sexuellen Erregung führen, sofern die Kopplung nur häufig genug durchgeführt worden ist. Umgekehrt sind auch negative Reaktionen möglich. Unangenehme Erlebnisse wie Schmerzen, z. B. bei einer Vergewaltigung oder gynäkologischen Untersuchung, oder auch Ekel und Angst können zu Auslösern negativer Reaktionen, d. h. sexueller Hemmung, werden. Das Prinzip der operanten Konditionierung hingegen besagt, dass ein

Verhalten aufrecht erhalten wird, wenn es belohnt wird. Wenn es negativ bekräftigt, d. h. bestraft wird oder wenn gar keine Reaktion erfolgt, wird es gelöscht bzw. nicht mehr gezeigt. Strafen oder Strafandrohungen bewirken in der Regel ein Vermeidungsverhalten aufgrund der konditionierten Ängste. Dies erklärt z. B. das Vermeiden der Masturbation oder einer frühen Schwangerschaft. Aber auch der negative Kommentar des Partners beim oder nach dem Verkehr kann ein Vermeidungsverhalten auslösen und zur Folge haben, dass positive sexuelle Erlebnisse vorgetäuscht werden, «um den Mann nicht zu enttäuschen» und Kritik zu umgehen.

Das Sexualverhalten wird aber auch durch Modell-Lernen geprägt. Gerade in dem sensiblen Bereich der Sexualität und Erotik fehlen aber meist die Eltern als wichtige Modellpersonen, da das Sexualleben der Eltern für die Kinder in der Regel nicht sichtbar ist. Statt dessen werden unrealistische Phantasien und Klischees als Modelle herangezogen, die, da sie nicht erreichbar sind, eher zur Ursache von sexuellen Leistungsängsten geraten. Besonders Hemmungen im kommunikativen Bereich können auf solche negativen Modelle oder Mythen zurückgeführt werden.

Spezifische Sexualängste bei Frauen sind also immer ein Ergebnis ihrer individuellen Lerngeschichte. Häufig beruhen sie auf erlebten, konditionierten Traumata und auf Gewissensängsten, da an Frauen auch heute noch andere moralische Maßstäbe angelegt werden als an Männer. Hinzu kommt die Angst vor Selbstaufgabe bzw. vor Selbstverlust und evtl. die Angst infolge erlebter Missbrauchserlebnisse. Darüber hinaus gibt es Sexualängste, die aus der Dynamik der Partnerbeziehung entstehen. Hierbei spielt eine Rolle, dass Frauen eher als Männer dazu neigen, sich selbst die Schuld an sexuellen Störungen, auch an denen des Partners, zu geben. Hinzu kommt, dass sich Frauen auch heute noch mehr als Männer durch die Qualität ihrer Beziehung definieren und einen großen Teil ihres Selbstwertes aus der Zuneigung des Partners beziehen. Dies betrifft vor allem Frauen, die nicht auch durch andere Quellen, wie z. B. durch Kinder oder den Beruf, eine Stärkung ihres Selbstwertgefühls erleben können. Die immerwährende Angst, sexuell nicht «gut genug zu sein», bewirkt eine Anspannung, die zusammen mit anderen Faktoren sexuelle Erregungs- oder Orgasmusstörungen hervorrufen oder die Lust an sexuellen Aktivitäten vermindern können. Eine auf diese Weise eingetretene oder schon bestehende sexuelle Störung stellt dann erst recht eine erhebliche Belastung im Selbstwerterleben solcher Frauen dar.

21. Leistungsdruck:
Wovor haben Männer Angst?

Die spezifischen Sexualängste bei Männern lassen sich aus dem Entwicklungsprozess ihrer männlichen Identität erklären. Die frühe Identitätsentwicklung des Jungen ist im Vergleich zum Mädchen komplizierter und störanfälliger, denn ein Junge muss sich aus der Symbiose mit der Mutter als seinem ersten Beziehungsobjekt lösen, um dadurch und durch Identifizierungen mit männlichen Bezugspersonen seine Identität herausbilden zu können. Diese Loslösung ist schmerzhaft und kann später in der Beziehung zur Frau ein Gefühlsgemisch aus Feindseligkeit und Wut einerseits und Sehnsüchten nach Wiederverschmelzung und Nähebedürfnissen andererseits zurücklassen. Die männliche Identität entfaltet sich also durch Abgrenzung und Loslösung vom Weiblichen, gleichzeitig wird aber die lustvolle Wiedervereinigung ersehnt. Andererseits wird die Verschmelzung mit dem Weiblichen wegen der Gefahr der fehlenden Grenze und der Rückkehr in die alte Abhängigkeit als potenzielle Bedrohung der eigenen Identität erlebt. Die Unsicherheiten männlichen Erlebens haben hier also einen bedeutsamen Ursprung, der nach dieser sog. Desidentifizierungstheorie die Wichtigkeit der sexuellen Potenz für einen Mann als Sicherungsmaßnahme gegen solche Ängste verständlich werden lässt. Mit dem funktionierenden Phallus kann Angst und Bedrohung gebannt und eine Art Sicherheitsabstand zur Frau hergestellt werden.

Aber in der weiteren Entwicklungsgeschichte des Jungen kommen auch neue Unsicherheiten und Verletzbarkeiten hinzu. Diese entstehen in unserer Gesellschaft z. B. durch das Verschwinden der traditionellen männlichen Rollenbilder und die Veränderungen im Verhältnis der Geschlechter zueinander, die hauptsächlich von Frauen initiiert wurden. Aus männlicher Sicht ist die Beziehung zu Frauen dadurch viel schwieriger geworden. So wird die

Häufigkeit und die Qualität der Sexualität in einer Paarbeziehung inzwischen heute stärker von Frauen als von Männern bestimmt. Hinzu kommt, dass aus Sicht der Männer die Sexualität zu sehr zerredet, gedeutet und auf ihre Korrektheit hin überprüft wird. Bedingt durch den größer gewordenen Anspruch der Frauen auf sexuelle Selbstbestimmung und ihrer Bereitschaft, Wünsche und Abneigungen deutlicher zu äußern als früher, entwickelte sich bei vielen Männern eine defensive Haltung und sie sahen ihr männliches Selbstverständnis nachhaltig in Frage gestellt. Ein weiterer wesentlicher Aspekt ist, dass die aggressiven Anteile der Sexualität im Zuge der Frauenbewegung zum Teil radikal verurteilt und ausgeklammert wurden. Statt dessen besteht heute der Anspruch auf eine «saubere», einvernehmlich ausgehandelte Sexualität. Dies hat zur Folge, dass viele Männer eine Art sexuelles Doppelleben mit einem nach außen gleichsam «politisch korrekten», vorsichtigen Sexualverhalten und einem einfacheren, weniger anstrengenden und «härteren» sexuellen Verhalten, das sie in der Masturbation oder in anderen Formen der partnerschaftslosen Sexualität suchen, führen. Die zunehmenden männlichen Appetenzstörungen werden u. a. mit dieser Problematik in Verbindung gebracht. So zeigte sich in einer Untersuchung zur Sexualität Jugendlicher (Starke, 1997), dass schon 16- bis 17-jährige Jungen von Versagensängsten gequält werden und dass sie den sexuellen Kontakt mit einer Frau weniger herbeisehnen, als es früher der Fall war, ja, dass sie ihn oftmals sogar fürchten. Hinter der scheinbaren Desinteressiertheit Jugendlicher an der partnerschaftlichen Sexualität kann sich also durchaus eine tiefe Verunsicherung und Angst verbergen.

Sexueller Leistungsdruck und Versagensängste prägen die männliche Sexualität also in einem hohen Maße und sind damit wichtige Faktoren bei der Entstehung funktioneller Sexualstörungen. Geschürt wird die starke Leistungsbezogenheit männlicher Sexualität auch durch sog. sexuellen Mythen, d. h. von Phantasien, wie angeblich Sexualität abzulaufen habe. Solche «sexuellen Drehbücher» herrschen allerdings in den Köpfen beider Geschlechter vor und sind eine wesentliche Ursache von Versagens- und Leistungsängsten, die die Entstehung sexueller Funktionsstörungen begünstigen.

22. Traumatische Erfahrungen: Führen sie stets zu Störungen?

Traumatische Erlebnisse sind für die Entstehung sexueller Funktionsstörung von großer Bedeutung. Hierzu zählen alle Geschehnisse, bei denen Sexualität in der Vergangenheit als schmerzhaft, gewaltsam und gefährlich empfunden wurde. Bei Frauen kann z. B. nach einer Vergewaltigung oder auch nach einer schmerzhaften gynäkologischen Untersuchung die resultierende Angst zu einer sich selbst erfüllenden Prophezeiung werden, indem die Angst zur Anspannung der Muskeln führt. Im Zusammenspiel mit anderen Faktoren beeinträchtigt sie dann den sexuellen Reaktionszyklus und kann eine Erregungs- oder Orgasmusstörung bewirken oder eine bestehende verstärken. Aber nicht immer muss Angst bewusst erlebt werden, um eine Störung hervorzurufen, denn eine sexuelle Bedrohung hemmt entsprechend des Konzeptes der neuro-physiologischen Hemmung direkt die sexuelle Reaktion.

Dieses Konzept besagt, dass eine psychologische Bedrohung zur Aktivierung von Hemmungsmechanismen führt, aber nicht mit spürbarer Angst einhergehen muss. Die Hemmung der Reaktion tritt dann zwar in Verbindung mit Angst auf, denn beide haben eine gemeinsame Ursache, nämlich die sexuelle Bedrohung, aber die Angst bedingt nicht die Hemmung.

Dies erklärt, warum eine medikamentöse Angstreduktion nicht notwendigerweise sexuelle Probleme löst. Vielmehr müsste die zugrundeliegende Bedrohung reduziert werden, damit die Hemmung der Reaktion abnehmen und die sexuelle Funktion sich wieder herstellen könnte.

Bei sexuellen Missbrauchserfahrungen handelt es sich um langfristige Traumatisierungen, die zu sexuellen Funktionsstörungen führen können, es aber nicht zwangsläufig müssen. Häufig kommt es statt dessen zu Störungen in anderen Verhaltens- und Erlebensbereichen, wie z. B. zu Essstörungen oder zu selbstverletzendem Verhalten, so dass die Sexualität selbst von der Traumatisierung unberührt bleiben kann. Psychisch folgenlos bleiben sexuelle Missbrauchserfahrungen oder Traumatisierungen jedoch so gut wie nie.

Als sexuelle Probleme infolge ihrer vorangegangenen sexuellen Missbrauchserfahrungen gaben einer Studie (Becker et al. 1982) zufolge die meisten Frauen «Angst vor Sexualität» (75 %) und sexuelle Erregungsprobleme (42 %) an.

23. Ärger und Sexualität: Schließen sie sich aus?

Ebenso wie Angst kann sich auch Ärger direkt auf die sexuelle Reaktion negativ auswirken, denn Wut und Sexualität hemmen sich gegenseitig. Für die meisten Menschen ist es also unmöglich, gleichzeitig ärgerlich und sexuell erregt zu sein. Aber ebenso, wie es Menschen gibt, bei denen Angst nicht mit einer Beeinträchtigung sexueller Reaktionen verbunden ist, sondern die, wie es bei sexuell nicht gestörten Männern der Fall ist, auf angstauslösende Situationen sogar bis zu einem gewissen Grade sexuell erregt reagieren, gibt es auch Menschen, deren sexuelle Reaktionen durch Ärger erleichtert oder zumindest nicht negativ beeinflusst wird. Dies liegt daran, dass auch Angst und Ärger antagonistisch sind, d. h. sich gegenseitig hemmen und ausschließen. Dadurch kann Ärger bewusst oder unbewusst zur Abwehr von Angst eingesetzt werden. Entsprechend brechen etliche Menschen gezielt einen Streit vom Zaun, um dadurch sexuell erst funktionsfähig zu sein. Hinzu kommt bei dieser «Angstabwehrmethode», dass später dem Streit bzw. dem Partner die Schuld gegeben werden kann, wenn es sexuell «nicht geklappt» hat.

Mit spezifischen sexuellen Funktionsstörungen lässt sich Ärger bisher nicht in Verbindung bringen.

Ein anderer Punkt ist, dass Sexualität als Mittel benutzt werden kann, Ärger auszuleben. Dies kann durch aggressive Forderungen und Praktiken geschehen, aber auch umgekehrt durch sexuelle Verweigerung als Ausdruck des Bedürfnisses, den Partner zu verletzen.

Sexualität kann aber nicht nur als eine Methode, Wut abzuführen, missbraucht werden, sondern sie kann, ebenso wie eine sexuelle Störung, bewusst und direkt oder auch unbewusst als Waffe eingesetzt werden. Frauen drücken Aggressionen und Feindseligkeiten dabei meist eher indirekt aus und benutzen sexuelle Störungen, um sich Machtansprüchen zu widersetzen, da ein sexuelles Funktionieren ihr Gefühl der Machtlosigkeit noch verstärken würde. Ein solches Verhalten stellt aber ebenfalls eine Form der Machtausübung dar, denn die Frauen können damit u. U. auch eine sexuelle Störung beim Mann bewirken oder eine bestehende verfestigen. Männer drücken Aggressionen und Machtansprüche eher direkt durch Potenz aus, indem sie z. B. sexuelle Forderungen ohne jede Zärtlichkeit ganz bewusst mit dem Ziel durchsetzen, die Partnerin zu unterwerfen.

24. Partnerprobleme und sexuelle Störungen: Wie hängen sie zusammen?

Da sexuelle Störungen in der Regel in Beziehungen auftreten, sind Partnerprobleme und sexuelle Schwierigkeiten eng miteinander verknüpft. Dies trifft auch dann zu, wenn nur einer der beiden Partner ein deutliches Symptom aufweist. Hier stellt sich die Frage, ob er das Symptom bereits vor dem Beginn der Partnerschaft hatte und sein Partner zuvor symptomfrei war. In diesem Fall ist es interessant zu beleuchten, welchen unbewussten Gewinn der sexuell symptomfreie Partner aus dieser Partnerwahl zieht. Es gibt aber auch die Situation, dass beide Partner symptomfrei oder sexuell unerfahren in die Partnerschaft gingen und sich das Symptom erst im Laufe der Beziehung bei einem oder bei beiden Partnern entwickelte. Hier stellt sich die Frage nach der Paardynamik, d. h. nach der Art der Paarbeziehung, aber auch, ob und wenn ja, welche Veränderungen der Paardynamik, d. h. des Partnergleichgewichtes stattgefunden und welche Einstellung beide Partner zur Symptomatik gefunden haben. Streben also z. b. beide oder nur einer der Partner und wenn ja, der Symptomträger oder der andere, die Beseitigung der Störung an oder arrangieren sich beide mit dem Problem?

Offensichtlich ist, dass in allen Konstellationen auch der symptomfreie Partner einen Anteil an der sexuellen Störung hat. Möglicherweise braucht er die Störung seines Partners, um seine eigenen Probleme zu kaschieren. In diesem Fall findet eine sog. *Delegation* des Problems an den Partner statt. Der Symptomträger ist dann nur derjenige, bei dem sich die Störung zeigt. Gerade bei Männern kommt es nicht selten vor, dass sie sich über die fehlende Lust (Appetenz) ihrer Frau beklagen. Dadurch, dass sie sie zur Symptomträgerin machen, können sie ihre eigenen vorhandenen Erektionsstörungen unbewusst verdecken. Andere Beispiele für die Delegation eines Problems sind, dass der symptomfreie Partner Leistungsdruck ausübt oder eine distanzierte, feindselige Haltung beim Verkehr einnimmt. Vielleicht fordert er aber auch sexuelle Aktivität ein, wenn der Partner ausdrücklich keine Lust hat und weist sie aber gezielt ab, wenn der Partner Appetenz verspürt. In all diesen Fällen wird also die Störung beim Symptomträger durch das Verhalten des Partners hervorgerufen oder stabilisiert. Der symptomfreie Partner kann damit dem anderen demonstrieren, dass «er ja möchte, der andere aber nicht kann». Entsprechend geht in der Therapiesituation der Widerstand gegen die Beseitigung des Symptoms auch vom symptomfreien Partner aus. Wird das sexuelle Problem behoben, ohne dass dies für den symptomfreien Partner akzeptabel ist, werden mit großer Wahrscheinlichkeit sexuelle Symptome dann bei *ihm* auftreten. Bricht allerdings das gesamte psychische Gleichgewicht, das durch die Delegation in Balance gehalten wurde, zusammen, können psychische Erkrankungen, vor allem Depressionen bis hin zum Suizid bei dem symptomfreien Partner ausgelöst werden.

Eine sexuelle Störung, die bei einem der Partner auftritt oder schon vorhanden war, kann auch in Form eines unbewussten, *stillschweigenden Arrangements* zwischen beiden Partnern der Beziehung dienen und für beide nützlich sein. Dies trifft gerade auf Männer vaginistischer Frauen, bei denen der Verkehr aufgrund eines Scheidenkrampfes nicht ausgeführt werden kann, zu. Bei solchen Männern ist immer wieder zu beobachten, dass sie besonders sanft, passiv, zartfühlend und extrem rücksichtsvoll, oft auch sexuell unerfahren sind und sich sexuell unaggressiv und lustlos geben. Vaginistische Frauen und ihre Männer ziehen sich also offenbar unbewusst an, weil sie durch eine solche Partnerwahl ihre mit der Sexualität verbundenen Ängste, insbesondere die vor Aggressivität, abwehren können. Da jeder der beiden Partner dem jeweils anderen seine Angst vor der Sexualität abnimmt, fühlen sich beide mit ihrem sexuellen Problem gut beieinander aufgehoben. Ein solches Arrangement wird auch als Abwehrkoalition bezeichnet. Diese Paare gehen auffällig harmonisch miteinander um und leben in dem Bewusstsein, dass das sexuelle Problem das einzig Störende in ihrer sonst vollkommenen Beziehung ist. Die sexuelle Störung stabilisiert also die Partnerschaft und ermöglicht so über viele Jahre eine gute Beziehung. In anderen Fällen ist oft auch gar nicht mehr feststellbar, ob der fehlende Verkehr auf vaginistische Reaktionen der Frau oder auf vorhandene Erektionsprobleme des Mannes oder auf beides zurückzuführen ist. Bei stillschweigenden Arrangements ist meistens auch ein typisches Muster zu Beginn der Partnerschaft zu erkennen, das darin besteht, dass der erste Koitus mit moralisierenden Erklärungen möglichst lange aufgeschoben und dann nach den ersten missglückten Versuchen schließlich ganz aufgegeben wird. Behandlungsversuche werden, wenn überhaupt, erst nach jahrzehntelanger Partnerschaft und mit einer zwiespältigen Motivation aufgenommen, um sie dann bald nach Fehlschlägen beruhigt wieder aufgeben zu können.

25. Paarkollusionen: Was ist darunter zu verstehen?

Unbewusste, stillschweigende Zusammenspiele in einer Paarbeziehung hat Willi (1975) als Kollusionen bezeichnet. In dem Ausdruck Kollusion steckt das lateinische Wort colludere, das zusammenspielen bedeutet. Willi definierte Kollusionen speziell als das unbewusste *komplementäre* Zusammenwirken zweier Partner in einem gemeinsamen Grundkonflikt. In seinem Kollusionsmodell stellte er unterschiedliche Typen neurotischer Partnerbeziehungen dar, und zeigte, wie in ihnen durch unbewusste gemeinsame Phantasien, Ängste und Konflikte, die bereits bei der Partnerwahl bestanden haben und/oder die erst im Verlaufe einer Beziehung zu einer Polarisierung von Verhaltensweisen geführt haben, die Paardynamik bestimmt wird. Ein unbewusstes komplementäres Zusammenspiel äußert sich in einem Kommunikationsverhalten, das durch eine Gegensätzlichkeit oder auch durch ein stark polarisiertes Rollenverhalten gekennzeichnet ist, durch das der gleichartige Grundkonflikt abgewehrt wird. Beispiele sind, dass einer drängt, der andere sich verweigert oder der eine Nähe sucht und der andere sich distanziert. Wesentlich ist, dass jeder der beiden Partner den Grundkonflikt, z.B. ein Nähe-Distanzproblem, in sich selbst trägt, dass in der Partnerschaft aber die eine Seite des Konflikts an den anderen delegiert und dadurch bei sich verdrängt wird.

Da das Kollusionsmodell von Willi aber nur komplementäre neurotische Paarstrukturen beschreibt, kann es nicht alle partnerdynamisch erklärbaren Störungen erfassen. Zum Verständnis müssen deshalb auch symmetrische Sexualabwehrstrukturen herangezogen werden. Solche symmetrischen Abwehrformen finden sich z. B. in sog. symbiotischen Beziehungen. Sie sind durch eine geringe Abgegrenztheit nach innen und eine starke Abgrenzung nach außen gekennzeichnet. Paardynamisch handelt es sich um eine sog. Abwehrkoalition. Bei dieser symmetrischen Kollusion wehren beide Partner unbewusst auf gemeinsame Weise den zugrundeliegenden Konflikt ab. Als häufigste Variante gegen sexuelle Ängste lässt sich die Harmonisierung finden. Die Grundstruktur dieses Abwehrbündnisses besteht darin, dass beide Partner mit dem manifesten, also offensichtlichen Gefühl leben, eine besonders enge und offene Beziehung zu haben, bei der alles stimmt und in der es keine Geheimnisse der Partner voreinander gibt. Entsprechend wird das sexuelle Problem, z. B. gemeinsame sexuelle Lustlosigkeit, als unverständlich und gar nicht zur empfundenen vollkommenen Liebesbeziehung passend erlebt. Konflikthaftes, Trennendes wird verleugnet oder bagatellisiert und die Sexualität wird ausschließlich unter einem romantischen Gesichtspunkt als Ausdruck von Zuneigung gesehen. Entsprechend wird der «triebhafte», «narzisstische» Aspekt der Sexualität verdrängt und oft auf der bewussten Ebene abgelehnt. Aufgrund des gemeinsamen «sekundären Störungsgewinnes», der in der Harmonisierung liegt, suchen solche Paare in der Regel auch keine Beratung oder Therapie auf oder erst dann, wenn die Abwehrkoalition z. B. durch eine Außenbeziehung gestört wird. Kommen Paare, häufig nach sehr langer Symptomdauer, aber dennoch zur Beratung mit dem meist halbherzigen Anliegen, häufiger Verkehr haben zu wollen, «da ihr Zustand ja nicht normal sei», werden therapeutische Problemdeutungen als potenziell gefährlich erlebt und schnell gemeinsam ängstlich abgewehrt oder beschwichtigt, so dass die Wahrscheinlichkeit eines Behandlungsabbruches hier relativ hoch ist.

Um eine sexuelle Abwehrkoalition handelt es sich auch bei dem schon in Frage 24 beschriebenen Fall eines unbewussten gemeinsamen Arrangements zwischen einer vaginistischen Frau und einem rücksichtsvollen Partner, der aus Angst vor dem weiblichen Genitale unbewusst gar nicht eindringen will oder andernfalls mit Erektionsproblemen reagieren würde.

Eine andere Form der symmetrischen Abwehr stellt die sexuelle Hemmung dar, die vor allem im Zusammenhang mit konservativ-moralischen oder auch religiösen Einstellungen eine Rolle spielt. In solchen Fällen haben beide Partner eine ähnlich gehemmte Einstellung zur Sexualität und sind in der Regel beide unerfahren. Die gemeinsame symmetrische Abwehrform besteht darin, dass eine bestehende sexuelle Funktionsstörung des einen Partners von dem anderen Partner scheinbar verständnisvoll mitgetragen wird, unbewusst aber, um damit die eigene sexuelle Hemmung kaschieren zu können.

26. Paarbeziehungen: Werden sexuelle Störungen auch als Waffe eingesetzt?

In den beiden vorangegangenen Fragen wurde beantwortet, wie eine bei einem oder bei beiden Partnern bestehende sexuelle Störung *unbewusst* durch die Paardynamik aufrecht erhalten werden kann. Neben einer solchen unbewussten Partnerdynamik, die auch die Wahl des Partners mitbestimmen kann, können selbstverständlich auch *bewusste* Partnerprobleme bei der Entstehung oder Aufrechterhaltung einer sexuellen Funktionsstörung eine Rolle spielen.

Daneben wird die Sexualität in einer Partnerschaft auch *zweckgerichtet* eingesetzt. Gerade unterschwellige, oft auch offene Feindseligkeiten werden nicht selten auf sexuellem Wege ausgetragen. Auch kann eine bereits bestehende sexuelle Störung zu Machtkampfzwecken zwischen beiden dienen. So neigen Frauen verstärkt dazu, sexuelle Verweigerung als Reaktion auf die Dominanz des Mannes einzusetzen. Dies kann zur Folge haben, dass der Mann nun erst recht in die sexuelle Offensive geht und u. U. sogar Gewalt anwendet, während die Frau gleichzeitig mit vermehrter Defensive in Form von Rückzug, Ablehnung und Flucht reagiert. Im Extremfall stehen am Ende Zustände der totalen Defensive und der totalen Offensive, die sich wechselseitig bedingen. In weniger krassen Fällen herrschen bei den betroffenen Frauen Gefühle der Lustlosigkeit und des Widerwillens, und bei den Männern Wut, Hilflosigkeit und Kränkung vor. Männer neigen dagegen eher dazu, Machtansprüche direkt zu zeigen, indem sie ihre sexuellen Forderungen ohne jede Zärtlichkeit ganz bewusst mit dem Ziel durchzusetzen versuchen, die Partnerin zu unterwerfen.

Sexualität ist in einer Partnerschaft jedoch auch ein wichtiges Regulativ für die Balance des Nähe-Distanz-Verhältnisses. Eine sexuelle Störung kann deshalb auch eine Distanzierung bzw. eine

Flucht vor der bedrohlich erlebten Nähe des Partners darstellen. Menschen, die aufgrund ihrer individuellen Beziehungsgeschichte ein ambivalentes Nähe-Distanz-Erleben haben, die also Nähe zugleich stark wünschen und fürchten, sind von daher besonders anfällig für sexuelle Probleme. Auslöser für auftretende Nähe-Distanz-Probleme sind häufig Veränderungen in den Lebensverhältnissen der Partner, wie z. B. eine Heirat oder die Geburt eines Kindes, aber auch der Eintritt in das Berufsleben oder das Ausscheiden sowie der Wegzug von Kindern oder die Aufnahme eines pflegebedürftigen Angehörigen in die Hausgemeinschaft. Solche und ähnliche Situationen führen oft auch zu einer Veränderung der Paardynamik.

Aber auch dort, wo eine bedrohlich erscheinende Entfernung zum Partner erlebt wird, kommt es häufig vor, dass versucht wird, Nähe wieder durch Sexualität herzustellen, wie es oft nach heftigen Streitigkeiten geschieht. Das sexuelle Beisammensein wird dann besonders intensiv erlebt. Gelegentlich ist dabei auch zu beobachten, dass selbst chronische sexuelle Funktionsstörungen in den Hintergrund gedrängt sein können.

Sexualität kann auch der Rückeroberung dienen, z. B. dann, wenn der Partner eine Außenbeziehung hat. Dabei können manchmal vorhandene Appetenz- oder andere Sexualstörungen ebenfalls vorübergehend aufgehoben sein.

27. Typische Beziehungsmuster: Welche lösen die Probleme aus?

Sexuelle Funktionsstörungen können, wie die Beantwortung der Fragen 24 und 25 gezeigt hat, durch unbewusste, spezielle Paardynamiken stabilisiert, verstärkt oder hervorgerufen werden, sie können aber auch durch offen zutage liegende Probleme und typische Verhaltensmuster innerhalb einer Paarbeziehung entstehen. Die wesentlichen Faktoren, die schleichend zu sexuellen Problemen führen können, sind mangelnde Kommunikation, fehlende Zeit füreinander und Alltagsroutine. Die häufigste Folge ist der Verlust des sexuellen Verlangens, der inzwischen beide Geschlechter betrifft. Jede dritte Frau beklagt sich inzwischen über fehlende Appetenz (Lust), bei den Männern hat sie sich im letzten Jahrzehnt um das Vierfache erhöht. Hinzu kommen Leistungsängste und vermeintlicher Erwartungsdruck. Partnerschaftssexualität wird inzwischen nicht selten von beiden Geschlechtern als Anstrengung empfunden, die man sich nach einem arbeitsreichen Tag nicht mehr zumuten möchte. Hierbei wirken sich auch unterschiedliche Vorstellungen bei beiden Geschlechtern von guter Sexualität aus: Während Männer sie in der Regel schnell und unkompliziert praktizieren wollen, soll für Frauen die Atmosphäre harmonisch sein und das Vorspiel möglichst lange dauern. Männer neigen von daher dazu, lieber den leichteren Weg zu wählen und auf bequemere Formen der sexuellen Befriedigung auszuweichen. Frauen dagegen ziehen sich eher zurück und zweifeln an ihrer Attraktivität und der Zuneigung ihres Partners. Ein anderer Grund für sexuelle Probleme liegt häufig auch in der mangelnden «Pflege» einer erotischen Beziehung. Hierbei mag eine Rolle spielen, dass die Paare durch sexuelle Reizüberflutung sowie die Leichtigkeit, mit der sexuelle Befriedigung durch Seitensprünge oder auf anderen Wegen erreicht werden kann, weniger das Gefühl haben, aufeinander angewiesen zu sein und die Erotik in einer Beziehung auch pflegen zu müssen. So schleicht sich allmählich ein unattraktives Verhalten ein, das dazu führt, dass die Partner nur noch Negatives erwähnen und Positives als Selbstverständlichkeit voraussetzen. So werden noch in der Zeit des Verliebtseins Komplimente gemacht, in der späteren Partnerschaft fallen diese dann fort und kommentiert wird nur noch das, was misslungen erscheint. Durch den Wegfall belohnender Äußerungen in der Partnerschaft wird jedem Außenstehenden der Weg geebnet, durch kleine Aufmerksamkeiten in eine bestehende Beziehung «einzubrechen». Ein kleines Kompliment des Kollegen am Arbeitsplatz genügt dann schon, um sich zu verlieben.

Auch starre Alltagsgewohnheiten sorgen dafür, dass die sexuelle Attraktivität füreinander allmählich erlahmt. Frühstücksgespräche in einem Cafe verlaufen anders als zuhause am gewohnten Küchentisch und der Partner wirkt abends im Restaurant wesentlich charmanter als der, der täglich vor dem Fernseher sitzt. Alltagsroutine und nachlassende Aufmerksamkeiten bewirken schleichend den Verlust des Interesses füreinander. Die anfänglichen Erwartungen an den anderen erscheinen nicht erfüllt und die Partner ziehen sich enttäuscht zurück. Sie nehmen sich nicht mehr als Personen wahr, sondern nur noch in ihren Funktionen und reagieren nach eingefahrenen Mustern. Die früheren Gefühle beginnen zu versiegen und die Träume scheinen geplatzt zu sein. Ein solcher Prozess kann sich bei beiden oder auch nur bei einem der Partner bemerkbar machen. Die resultierende sexuelle Funktionsstörung wird in jedem Falle aber sie beide betreffen.

28. Die Geburt des ersten Kindes: Warum gibt es oft danach Probleme?

Tatsächlich kommt es bei beiden Geschlechtern häufig nach der Geburt vor allem des ersten Kindes zum Auftreten sexueller Funktionsstörungen. Der Eintritt eines Kindes in eine Zweierbeziehung verlangt von einem Paar die Fähigkeit, sich mit einer Dreierkonstellation auseinandersetzen und sie bewältigen zu können. Gerade für symbiotische Paare, also Partner, die sehr aufeinander bezogen sind, ist dies eine Herausforderung, an der etliche Beziehungen scheitern. So geschieht es nicht selten, dass sich der Mann – manchmal schon zur Zeit der Schwangerschaft seiner Frau – eine Außenbeziehung sucht, da die Aufmerksamkeit nicht mehr ausschließlich auf ihn gerichtet ist, sondern auch dem geborenen oder noch nicht geborenen Kinde gilt. Dies kann für die betroffenen Frauen eine Kränkung darstellen, die oft lebenslänglich nicht mehr überwunden wird und sexuelle Probleme nach sich zieht.

Hat ein Paar die Herausforderung gemeistert und besteht die Beziehung weiter, verändert sich nach der Geburt eines Kindes häufig die Frequenz des sexuellen Zusammenseins erheblich, und zwar aus den unterschiedlichsten Gründen. Die offensichtlichen liegen im mangelnden Schlaf und darin, dass die Aufmerksamkeit während der sexuellen Aktivitäten abgelenkt und auf das Kind ausgerichtet ist. Die Ursachen bei Frauen können aber auch anders gelagert sein: vor allem Frauen, die schon immer wenig oder kaum Lust auf Sexualität hatten, die es aber in der Phase der Verliebtheit anders erlebt oder gezeigt hatten, zeigen nach der Geburt des Kindes nun offen ihre sexuelle Lustlosigkeit. Eine Rolle mag dabei spielen, dass die Bedürfnisse nach Zärtlichkeiten nicht mehr ausschließlich vom Partner abgedeckt zu werden brauchen, sondern dass sie auch durch das Schmusen mit dem Kind erfüllt werden können.

Auch ist bei Frauen, die aus ihrem heftigen Kinderwunsch heraus vor der Schwangerschaft auf ein häufiges sexuelles Zusammensein gedrängt hatten, manchmal zu beobachten, dass sie nach der Geburt des Kindes kaum noch Lust verspüren oder gar kein Interesse an der Sexualität mehr zeigen. In diesem Fall ist aber das Kind nicht die Ursache, sondern das primär vorhanden gewesene geringe sexuelle Verlangen, das durch den Kinderwunsch überdeckt gewesen war, und nach der Geburt wieder zutage tritt. Anders gelagert ist der Fall bei Frauen, die die Geburt als schmerzhaften Schock erlebt haben, vor allem, wenn sie mit Komplikationen, wie z. B. einem Dammriss, verbunden war. Die Angst vor Schmerzen beim Verkehr lässt die Frauen dann das erste Mal des sexuellen Wiederbeisammenseins hinauszögern, manchmal sogar über Wochen und Monate. Die sich aufbauende Angst kann dann Erregungs- und Orgasmusstörungen bewirken und Appetenzverluste nach sich ziehen.

Aber auch Männer, die bei der Entbindung zugegen waren, reagieren später manchmal mit Potenzproblemen. Dies trifft vor allem auf solche Männer zu, die schon zuvor unbewusste oder unterschwellige Schwierigkeiten mit dem weiblichen Genitale hatten. Bei der Entbindung erleben sie die Scheide als eine große blutende Wunde oder sie assoziieren sie mit Schmutz, Schleim und Ekel. Vor allem Männer mit unbewussten Konflikten aus der Phase der Sauberkeitserziehung oder Männer, bei denen Kastrationsängste fixiert sind, neigen besonders zu späteren Sexualstörungen. Es gibt aber auch Männer, deren sexuelle Probleme als Folge der miterlebten Geburt daher rühren, dass sie entsetzt darüber sind, welche schmerzhaften Konsequenzen Verkehr für die Frau haben kann und die die unterschwellige unbewusste Angst entwickeln, ihr das noch einmal anzutun.

Ob eine Entbindung zu anschließenden sexuellen Problemen führt oder nicht, hängt für beide Geschlechter entscheidend davon ab, wie das Verhältnis zur Sexualität vor der Geburt gewesen war. Je unproblematischer die Sexualität vorher gewesen war, je besser lassen sich einsetzende Schwierigkeiten von beiden meistern. Das Gleiche gilt für die Qualität der Partnerschaft. Ist sie stabil und reif, wird ein Paar die Geburt und das Hinzukommen eines Kindes als erfüllend und als Bereicherung erleben.

29. Sexualmythen: Welche gibt es und warum tragen sie zur Störung bei?

Falsche Vorstellungen über Sexualität, mangelnde Informationen und Erfahrungen sowie Missverständnisse führen nicht selten zu sexuellen Störungen, besonders dann, wenn die Aufklärung über normales Sexualverhalten fehlt. Überholte Vorstellungen von weiblicher oder männlicher Sexualität und falsche und schädliche Auffassungen darüber, was üblich und erwünscht ist, werden Sexualmythen genannt. Sie existieren in jeder Gesellschaft und unterliegen demselben sozialen Wandel wie das Sexualverhalten selbst. Zu den Sexualmythen zählen Leistungsmythen, d.h. Vorstellungen über die «normale» Häufigkeit sexuellen Verkehrs oder z.b. die Annahme, dass es üblich sei, wenn beide Partner gleichzeitig zum Orgasmus kommen und dass alles andere nicht in Ordnung sei. Sexual- und Leistungsmythen sind oft die Ursache von Versagensangst und Leistungsdenken. Sie beschränken generell die Vielfalt sexuellen Erlebens und Genießens und tragen erheblich zur Entstehung und Chronifizierung sexueller Funktionsstörungen bei.

Daneben können auch Informations- bzw. Wissensdefizite aufgrund mangelnder Aufklärung über die Anatomie der Geschlechtsorgane und die Physiologie sexueller Reaktionen zu Missverständnissen und Problemen führen. Tatsächlich kommt es noch immer vor, dass Paare über lange Zeit Femoralverkehr ausüben, d.h. das Glied zwischen die Oberschenkel führen und überzeugt sind, dass der Penis in die Scheide eingeführt worden ist. Sexuelle Störungen, bei denen Unkenntnis die Ursache sind, lassen sich in der Regel rasch mit Sexualberatung und Aufklärung behandeln.

Einige falsche Vorstellungen, die noch immer in manchen Köpfen vorherrschen, seien hier genannt:

Sexualmythos: Sexualität ist gleich Geschlechtsverkehr.

Antwort: Geschlechtsverkehr ist nur eine Form der Sexualität; Sexualität umfasst die vielfältigsten Ausdrucksformen körperlichen Beisammenseins.

Sexualmythos: Zur guten Sexualität gehört ein Orgasmus.
Antwort: Auch diese Vorstellung ist falsch; es gibt vor allem sehr viele Frauen, die den Geschlechtsverkehr ohne Orgasmus genießen.

Sexualmythos: Beim richtigen Sex haben beide gleichzeitig einen Orgasmus.
Antwort: Der gemeinsame Orgasmus ist eher die Ausnahme; die meisten Paare bringen sich hintereinander zum Orgasmus.

Sexualmythos: Nur der vaginale Orgasmus ist richtig.
Antwort: Der Orgasmusablauf ist der gleiche, unabhängig davon, wie er ausgelöst wird.

Sexualmythos: Manche Koituspositionen sind pervers.
Antwort: Entscheidend ist, dass beide Partner damit einverstanden sind und nichts gegen den Willen des anderen geschieht.

Sexualmythos: Masturbation schwächt den Körper.
Antwort: Onanie schwächt weder Geist noch Körper; sie ist auch nicht nötig, um «mal wieder das Rohr durchzupusten».

Sexualmythos: Homosexualität ist krankhaft.
Antwort: Homosexualität ist eine Variante des Liebeslebens; sie gilt seit mehr als 20 Jahren nicht mehr als Krankheit.

Sexualmythos: Ältere Menschen haben keinen Sex mehr.
Antwort: Die Sexualität hat keine Altersgrenze; auch ältere Menschen sind sexuell aktiv, wenn sie die Möglichkeit dazu haben.

Sexualmythos: Behinderte Menschen sind «asexuell».
Antwort: Behinderte Menschen haben genauso sexuelle Empfindungen wie nicht behinderte. Selbst Menschen mit Rückenmarkschäden, die keinerlei genitale Gefühlsempfindungen mehr haben, können den Wunsch nach Sexualverkehr verspüren. Funktionsunfähigkeit bedeutet nicht die Unfähigkeit zu Lust und Freude. Auch der Verlust von Geschlechtsorganen bedeutet nicht, dass das sexuelle Empfinden ebenfalls verschwindet.

Sexualmythos: Der Mann übernimmt beim Sex die Führung.
Antwort: Diese Einstellung steigert die Leistungs- und Versagensangst des Mannes und verhindert, dass er sich auf seine eigenen Empfindungen konzentrieren kann.

Sexualmythos: Wenn eine Frau nicht schnell und einfach zum Orgasmus kommt, stimmt etwas nicht mit ihr.

Antwort: Die Orgasmusschwelle variiert von Natur aus zwischen den Frauen. Die Reaktionsgeschwindigkeit ist weder Makel noch Verdienst.

Sexualmythos: Anständige Frauen ergreifen nicht die sexuelle Initiative und werden auch nicht hemmungslos.

Antwort: Diese Einstellung führt zur Selbstbeobachtung und Kontrolle und kann im schlimmsten Fall eine Orgasmushemmung bewirken.

Sexuelle Mythen können auch Zweifel an der eigenen körperlichen Attraktivität beinhalten («ich bin nicht in Ordnung») oder den Partner umkreisen («mein Partner ist nicht in Ordnung»). Oft können solche Gedanken überhaupt nicht ausgeblendet werden. Sie ziehen im Gegenteil eine verstärkte Selbstbeobachtung nach sich, die eine Hemmung des Genusses und der sexuellen Reaktionsfähigkeit bedingt.

Auch Aufklärungslücken, z. B. zur Anatomie des weiblichen Körpers, können Verhaltensunsicherheiten erklären und zu Versagensangst sowie zu Selbstzweifeln mit resultierenden sexuellen Störungen führen.

30. Selbstverstärkungsmechanismen: Warum verschwindet das Problem nicht mit der Zeit?

Ein Symptom kann, wenn es lange Zeit besteht, also chronifiziert ist, weiterhin bestehen, auch wenn die Ursache schon längst beseitigt ist. Der Grund liegt in den sog. Selbstverstärkungsmechanismen, die ein Symptom stabilisieren und zu einer Art Eigendynamik führen.

Für die Entstehung und Aufrechterhaltung sexueller Störungen spielen Selbstverstärkungsmechanismen folgende Rolle: Normalerweise läuft in erotischen Situationen eine Verhaltenskette ab, die von sexueller Erregung über den Orgasmus zur Entspannung reicht und die durch die positive Verstärkung, die der Orgasmus ja ist, aufrechterhalten wird. Bei einem gestörten Sexualverhalten entwickeln sich zwar zunächst ebenfalls erotische Gefühle, aber aufgrund verschiedener Auslöser, wie z. B. berufliche Belastung oder sexueller Leistungsdruck, bleibt die weitergehende Erregung aus, so dass der Geschlechtsakt nicht zustande kommt. Die Verhaltenskette endet damit unangenehm, d. h. sie wird durch den ausbleibenden Höhepunkt negativ verstärkt. Bei wiederholten Versuchen entwickelt sich aufgrund der Beschäftigung mit den negativen Konsequenzen eine Leistungs- und Versagensangst, die die sexuelle Erregung erheblich herabsetzt oder gar nicht mehr aufkommen lässt. Hinzu kommt, dass der Partner das gestörte Sexualverhalten ebenfalls als Enttäuschung erlebt. Seine Frustration steigert die Angst vor dem Versagen bei dem Betroffenen noch mehr. Um der Situation aus dem Wege zu gehen, beginnt er, Sexualität zu meiden. Dadurch gerät er in einen weiteren Konflikt, denn einerseits bringt ihm das Vermeiden des sexuellen Kontaktes eine Erleichterung, andererseits registriert der Partner diesen Rückzug und interpretiert ihn als Zurückweisung. Dies kann zu Partnerkonflikten führen, die wiederum die

Angst vor einem erneuten Versagen vergrößern. Dieser Teufels-kreis von Misserfolg-Angst-Erwartungsdruck-Misserfolg führt im Sinne der sich selbsterfüllenden Prophezeiung dazu, dass eine neue sexuelle Situation nur noch mit der Befürchtung der enttäuschenden Wiederholung belastet erlebt werden kann. Einher geht ein solcher Selbstverstärkungsmechanismus mit einer ängstlichen Selbstbeobachtung, die es unmöglich macht, nicht mehr an das vorweggenommene vermeintliche Versagen zu denken. Dieser Prozess kann durch eine fordernde oder feindselige Haltung des Partners beschleunigt werden. Die Geschwindigkeit, mit der ein solcher Selbstverstärkungsmechanismus einsetzt, hängt von der Persönlichkeit des Betroffenen ab. Eine mangelnde Selbstsicherheit, ein geringes Selbstwertgefühl, starke Leistungsbezogenheit, aber auch eine neurotische Disposition bestimmen also, wie traumatisch ein gelegentliches sexuelles Versagen erlebt wird. Von diesen Faktoren hängt es also ab, ob eine einzelne negative Erfahrung zu einer sexuellen Störung führt oder nicht. Ein sich seiner Potenz sicherer Mann wird aus einer gelegentlichen Erektionsstörung höchstwahrscheinlich keine Angst entwickeln, die einen Selbstverstärkungsmechanismus in Gang setzt, und zwar mit großer Wahrscheinlichkeit selbst dann nicht, wenn dies öfters vorkommt. Ein selbstunsicherer Mann hingegen wird vermutlich bereits bei einem einzigen frustrierenden Erlebnis eine Störung entwickeln.

Ob ein Symptom also eine Eigendynamik nach sich zieht, hängt von bereits vorher bestehenden sexuellen Ängsten sowie der Persönlichkeit des Betroffenen und der Reaktion des Partners ab. Diese Faktoren bestimmen, wie stark der Selbstverstärkungsmechanismus greift und ob sich eine chronische Störung entwickelt oder nicht.

Somatische Ursachen
31. Körperliche Faktoren: Welche beeinträchtigen die Sexualität?

Die sexuelle Funktionsfähigkeit kann durch körperliche Erkrankungen, pharmakologische Wirkstoffe, Alkohol und Drogen, Chemikalien und operative Eingriffe sowie durch Behinderungen körperlicher und psychischer Art beeinträchtigt werden. Allerdings sind in der Praxis nur wenige sexuelle Störungen körperlich bedingt. Im Gegensatz zu psychogenen Sexualstörungen lassen sich bei vorwiegend körperlich bedingten Störungen meist bestimmte spezifische Ursachen finden. So führen z. B. Gefäßerkrankungen beim Mann vorwiegend zu Erektionsstörungen oder örtlich eingegrenzte gynäkologische Probleme bei der Frau zu Schmerzen beim Geschlechtsverkehr.

Die häufigsten somatischen Ursachen sind vaskuläre Störungen (Gefäßerkrankungen), die besonders beim Mann anzutreffen sind, neurologische Krankheiten, Erkrankungen im Urogenitalbereich, endokrinologische Veränderungen und toxische Einflüsse durch Drogen und Alkohol sowie Nebeneffekte von Medikamenten.

Von besonderer Bedeutung sind Erkrankungen, die zu einer chronisch-körperlichen Beeinträchtigung führen, vor allem, wenn mehrere chronische Krankheiten vorliegen und mehrere Organsysteme negativ beeinflusst sind. Allerdings müssen chronische Erkrankungen nicht zwangsläufig zu sexuellen Störungen führen, denn bei der Bewältigung einer Krankheit spielen auch psychische und soziale Faktoren eine große Rolle. Auch hier gilt wieder die Regel, dass je unproblematischer das sexuelle Erleben vor Eintritt der Erkrankung war, desto besser kann sich der Betroffene mit der neuen Situation arrangieren. Im umgekehrten Fall kann es jedoch auch vorkommen, dass chronische Beeinträchtigungen «genutzt» werden, um sich der vielleicht «unliebsamen» Sexualität zu entledigen.

Die Folgen chronischer Erkrankungen und Behinderungen auf die Sexualität können eine Reduzierung, eine Beendigung oder ggf. auch eine Steigerung der sexuellen Aktivitäten sein. Bei manchen Erkrankungen werden die Schmerzen speziell bei der sexuellen Interaktion belastend erlebt, wie es z. B. bei Hüftgelenks-Arthrosen der Fall ist, bei anderen Krankheiten beeinträchtigen die Schmerzen die sexuelle Funktion oder das Wohlbefinden und wirken sich dadurch negativ auf die sexuelle Lust aus. In anderen Fällen können die sexuellen Störungen auch die Folge der notwendigen Behandlungsmaßnahmen sein. Manchmal treten sexuelle Funktionsstörungen auch als erstes Symptom einer Krankheit auf, wie es z. B. bei Depressionen der Fall sein kann.

Bei chronischen Erkrankungen und Behinderungen, die sich negativ auf die Sexualität auswirken, spielen psychische und soziale Prozesse eine zusätzliche Rolle. So hat sich der Betroffene mit den Veränderungen seines Körperbildes, aber auch mit seinem neuen Selbsterleben auseinanderzusetzen. Auch muss er mit dem subjektiven Gefühl seiner verminderten Attraktivität und dem Zweifel, dem Partner vielleicht nicht mehr zu genügen, fertig werden. Versagensängste und depressive Verstimmungen, aber auch Ängste, durch sexuelle Aktivitäten körperliche Schäden zu erleiden sowie Ängste vor dem Verlust der körperlichen Unversehrtheit und Selbständigkeit können hinzutreten, ebenso wie Partnerschaftskonflikte durch die Krankheit aktiviert oder verstärkt werden können. Manche Patienten nutzen hingegen die Krankheit auch als Rückzugsmöglichkeit aus der Beziehung und/oder aus der sexuellen Aktivität.

Auch bereits bestehende sexuelle Funktionsstörungen, denen eine körperliche Erkrankung zugrunde liegt, können durch eine negative Verarbeitung der o. g. psychologischen Aspekte ungünstig beeinflusst werden.

32. Kranke Menschen:
Sollen sie auf Sexualität verzichten?

Die Bedeutung und das Erleben der eigenen Sexualität ist etwas sehr Individuelles und bei jedem Menschen anders. Deshalb reagieren Menschen auf krankheits- oder behandlungsbedingte Einschränkungen ihrer Sexualität ganz unterschiedlich. So kann der eine unter einer neu aufgetretenen sexuellen Funktionsstörung in hohem Maße leiden, ein anderer nimmt sie eher schicksalsergeben hin, wieder ein anderer reagiert sogar erleichtert, weil sich für ihn ein Grund bietet, nicht mehr sexuell aktiv sein zu müssen. Für die Unterschiedlichkeit der Reaktionen ist entscheidend, welche Erfahrungen die Betroffenen mit ihrer Sexualität vor der Erkrankung gemacht haben. Waren die Erlebnisse überwiegend positiv und für die Partnerschaft bereichernd, werden die Betroffenen eher geneigt sein, die Sexualität nicht aufzugeben, bloß weil sie erkrankt sind oder an einer Behinderung leiden. Andere, die mit Intimität etwas Unangenehmes verbinden oder die eine Abneigung entwickelt haben, werden froh sein, wenn sie auf diesem Gebiet endlich Ruhe haben.

Auch wenn die körperliche oder sexuelle Gesundheit bei einem Menschen eingeschränkt ist, erlöschen seine Grundbedürfnisse nach Wärme, Nähe und Geborgenheit nie. Durch die intime partnerschaftliche Kommunikation lassen sie sich besonders intensiv verwirklichen, denn Sexualität hat viel mehr Aspekte als nur die Lustfunktion. Gerade in schwierigen und bedrohlichen Lebenssituationen nimmt die Bedeutung von körperlichen Berührungen in der Regel eher noch zu, da sie nachgewiesenermaßen angst- und stressreduzierende Wirkung haben. Menschen, die die Sexualität nicht als Anstrengung empfinden, die es von Kranken schon erst recht zu vermeiden gilt, erleben, wenn sie behindert werden, ihre Sexualität als etwas für ihre Gesundheit und Genesung Bereicherndes und führen sie ebenso fort wie Menschen, die den

Verlust ihrer genitalen Unversehrtheit zu beklagen haben. Ermutigende Beispiele von nach einer Tumorerkrankung brustamputierten Frauen veranschaulichen diesen Zusammenhang und können damit anderen eine Hilfe sein.

33. Krankheiten und Operationen: Wirken alle negativ?

Tatsächlich kann sich fast jede Erkrankung auf das sexuelle Erleben und Verhalten auswirken. Im rein körperlichen Sinne kann eine Krankheit die sexuelle Funktion direkt stören, wie dies am Beispiel von Schädigungen oder Veränderungen des Nervensystems (Rückenmarksverletzungen, Morbus Parkinson, Multiple Sklerose) deutlich wird. Auf eher indirektem Wege dagegen können sich Sexualstörungen aus den Auswirkungen einer schweren körperlichen Allgemeinerkrankung, etwa aus Schwächezuständen, Erschöpfung oder Schmerzen ergeben. Dies trifft für schwere Infektionen, wie z. B. HIV genauso zu wie für Tumorerkrankungen. Aber selbst ein grippaler Infekt schränkt meist das sexuelle Verlangen ein, so dass auch er das sexuelle Erleben negativ beeinflussen kann. Hier spielt das von der Natur gegebene Gesetz eine Rolle, wonach bei allen lebensbedrohlichen Erkrankungen die Sexualität als eine nicht unmittelbar lebenserhaltende Funktion den anderen Funktionen, die für das Überleben wichtig sind, untergeordnet wird.

Das sexuelle Erleben kann durch eine ganze Reihe von Erkrankungen oder spezifischen Organschädigungen behindert oder eingeschränkt sein. Während der sexuellen Interaktion können sich besonders Herzkrankheiten, chronische Gelenkserkrankungen, Rheuma, Schlaganfallsfolgen und Nervenleiden unangenehm bemerkbar machen. Bei manchen chronischen Erkrankungen sind gleich mehrere Organsysteme betroffen, die die sexuelle Funktion auf unterschiedliche Weise schädigen können, so etwa beim Diabetes mellitus oder bei der chronischen Niereninsuffienz (siehe Fragen 42 und 43).

Gerade in der psychischen Verarbeitung chronischer Erkrankungen oder Organschädigungen, wie sie z. B. nach Operationen an den Genitalorganen auftreten, zeigt sich, dass die Sexualität und ihre Veränderungen von den einzelnen Menschen ganz unterschiedlich und inviduell erlebt werden. Für manche Patienten tritt sie ganz in den Hintergrund und wird angesichts der Belastungen eher bedeutungslos, für andere symbolisiert sie Geborgenheit, Lebendigkeit und Zuwendung. Wiederum andere Patienten glauben möglicherweise, dass sie angesichts der Schwere ihrer Erkrankung gar keine sexuellen Gefühle haben dürften oder sie glauben, dass sexuelle Aktivitäten ihrem Körper schaden könnten. Manchmal liegen die Ursachen sexueller Störungen aber auch in der Behandlung selbst. Zu denken wäre da an die Nebenwirkungen von Medikamenten oder an Schädigungen der Genitalorgane nach einer Strahlentherapie, an die Schwächung des seelischen und körperlichen Allgemeinbefindens nach Chemotherapie, aber auch an chirurgische Eingriffe, die nicht nur zu Wundschmerzen, sondern z. B. auch zu Beeinträchtigungen des Verkehrs durch operationsbedingte Verwachsungen oder Lageveränderungen innerer Organe oder z. B. durch Amputationen der Genitalorgane selbst entstehen können. Auch wenn die sexuelle Funktion selbst nicht durch die Erkrankungen oder ihre Behandlung beeinträchtigt wurde, so kann sich doch das sexuelle Erleben und die sexuelle Zufriedenheit durch diese Faktoren erheblich verändern. Wie die Krankheit im Einzelfall bewältigt wird, hängt sehr von der Persönlichkeitsstruktur und der Lebensgeschichte des jeweiligen Betroffenen ab.

34. Krebserkrankungen und Sexualität: Wie passt das zusammen?

Nicht nur die Tumorerkrankung selbst, sondern auch die operativen, chemotherapeutischen und radiologischen Behandlungsmaßnahmen beeinflussen die psychische und körperliche Befindlichkeit, und natürlich auch die Sexualität der Betroffenen und deren Angehörigen in ganz erheblichem Maße. Etwa 40 % bis 50 % aller Krebspatienten leiden sogar unter krankheitswertigen psychischen Störungen. Auch bei 25 % bis 50 % der Partnerinnen bzw. Partner von Tumorpatienten werden extreme Belastungsreaktionen klinischen Ausmaßes diagnostiziert. Dies trifft, wie man inzwischen weiß, auf nahezu alle Krebsarten und deren Behandlung zu. Zu den psychischen Beeinträchtigungen infolge einer Krebsdiagnose und -erkrankung gehören Gefühle der Niedergestimmtheit, Angst, Ärger und Frustration, aber auch Abhängigkeit bis hin zu schweren Ausprägungsgraden einer Depression sowie Panik oder Suizidalität. Oft halten diese Störungen noch lange nach der Diagnosestellung an. So zeigten Studien, dass zwischen 20 % und 30 % der befragten Frauen noch sechs Monate nach der Diagnose über Ängstlichkeit und Depressivität sowie über ein übermäßiges Gestresstsein klagten. Auch ein Jahr nach der Diagnose litten noch ca. 30 % der Befragten unter diesen Symptomen. Selbst nach Behandlungsende geben bis zu 50 % der Krebserkrankten an, unter psychischen Stressoren zu leiden, die im Zusammenhang mit der Erkrankung stehen. Vor allem herrscht die Angst vor einem Rückfall (Rezidiv) vor. Als besonders belastend werden von fast allen die zwei Wochen vor den jeweiligen Kontrolluntersuchungen erlebt. Aber die Betroffenen leiden auch unter den Beeinträchtigungen des Körperbildes und der Sexualität; manche sogar so sehr, dass sie Symptome einer posttraumatischen Belastungsstörung aufweisen. Gekennzeichnet ist eine solche Störung nicht nur durch übermäßige Schreckhaftigkeit, Schlaflosigkeit, vegetative Übererregtheit bei einem gleichzeitigen Gefühl der inneren Abgestumpftheit, sondern auch durch ein andauerndes Gefühl von Betäubtsein, Teilnahmslosigkeit und Gleichgültigkeit gegenüber der Umwelt und den anderen Menschen.

Neben Angst und Depression kommen die konkreten körperlichen Auswirkungen von Operationen, Chemotherapie oder Bestrahlung hinzu, die ebenfalls seelisch verarbeitet werden müssen und die Partnerschaft und Sexualität belasten.

Als körperliche Folgen der Behandlungsmaßnahmen können Wundheilungsstörungen, Entzündungen, Erbrechen, Haarausfall, Lymphstau, Immunschwäche, Blasen- und Darmentleerungsstörungen u.a. auftreten. Die seelischen Folgen können von der Ablehnung des eigenen Körpers über die Vermeidung von Nacktheit und sexueller Kontakte bis hin zur Erschütterung der geschlechtlichen Identität reichen, was insbesondere nach Genitaloperationen häufig der Fall sein kann. Oft hält sich auch der Partner zurück, weil er nicht weiß, wie er mit der Erkrankung umzugehen hat.

Für die Beantwortung der Frage, ob und in welchem Maße die Krebserkrankung das sexuelle Verhalten beeinflussen wird, ist der allgemeine Gesundheitszustand des Patienten, die Qualität der Partnerbeziehung, das Körperbild und das Sexualleben vor der Erkrankung entscheidend. Aber auch der Bildungsgrad und das Aufgeklärtsein über die Erkrankung müssen berücksichtigt werden, da diese Faktoren oft sogar entscheidender sind als das Ausmaß des Eingriffes selbst.

35. Entfernung der Gebärmutter und Eierstöcke: Wie ist die Sexualität danach?

Die Gebärmutter wird von vielen Frauen als ein Organ erlebt, das erheblich zum Empfinden der weiblichen Geschlechtsidentität beiträgt. Besonders intensiv wird dies im Rahmen einer Schwangerschaft empfunden. Die Entfernung der Gebärmutter (Hysterektomie), die meist aufgrund einer Senkung oder einer Tumorerkrankung vorgenommen wird, kann deshalb bei den betroffenen Frauen nicht nur den Verlust der Fortpflanzungsfähigkeit bedeuten, sondern auch ein Gefühl weiblicher Unvollständigkeit bewirken.

Welche Folgen der Eingriff auf die Sexualität hingegen hat, lässt sich nicht sicher sagen, da der Eingriff, zumindest wenn ihm eine Tumorerkrankung zugrunde liegt, häufig mit Bestrahlung, Hormon- oder Chemotherapie verbunden ist. Die nach solchen Behandlungen von den betroffenen Frauen geäußerten Beeinträchtigungen können also nicht immer eindeutig auf die Entfernung der Gebärmutter selbst zurückgeführt werden.

Die sexuellen Reaktionen werden durch den Uterus nicht unmittelbar beeinflusst, so dass die Orgasmusfähigkeit durch eine totale Hysterektomie nicht gestört wird. Die Kontraktionen in der «orgastischen Manschette» der Vagina laufen auch ohne Gebärmutter ab. Auch bleibt während der sexuellen Erregung die Verlängerung und Erweiterung der inneren Zweidrittel der Vagina erhalten, so dass es nicht zu einer Scheidenverkürzung, die zu Schmerzen beim Verkehr führen könnte, kommt. Allerdings kann durch den operativen Eingriff selbst die Scheide verkürzt werden. Aber selbst wenn dies geschieht, verursacht das häufig keine Beschwerden, denn die Folgen lassen sich durch häufigeren Verkehr meist von alleine korrigieren.

Die Hälfte aller Frauen nach einer Hysterektomie berichten, dass die Entfernung der Gebärmutter ohne Einfluss auf ihre Sexualität geblieben ist, sofern ihr keine Krebserkrankung zugrunde lag. Einige Frauen berichten auch über eine positive Veränderung der Sexualität nach der Gebärmutterentfernung. Dies betrifft vor allem solche Frauen, bei denen noch Ängste vor einer ungewollten Schwangerschaft vorhanden waren. Umgekehrt wirkt sich die Hysterektomie negativ aus, wenn die Familienplanung noch nicht abgeschlossen ist. In solchen Fällen, aber auch bei Frauen, die sich durch die Operation nicht mehr als vollwertig betrachten, können nach einer Hysterektomie schwere depressive Reaktionen mit entsprechender Beeinträchtigung des sexuellen Erlebens auftreten.

Für die Mehrzahl der nicht wegen Krebs operierten Frauen ergibt sich aber keine Einschränkung des sexuellen Empfindens, vor allem, weil durch die Operation die für das Lustempfinden wichtigen Bereiche wie die Klitoris, die Schamlippen und der Scheideneingang nicht betroffen werden. Bei komplikationsloser Wundheilung kann die sexuelle Aktivität nach etwa vier bis sechs Wochen wieder aufgenommen werden.

Bei einer Hysterektomie infolge einer Krebserkrankung kann es durch die Folgen einer Strahlentherapie zu einer Verengung und Verkürzung der Vagina kommen. Manchmal tritt unter einer radiologischen Behandlung auch eine Scheidenentzündung (Colpitis) auf, die Schmerzen beim Verkehr verursacht. Weiterhin können Blasenentleerungsstörungen und Fistelbildungen, die ebenfalls nach einer radiologischen Behandlung vorkommen können, die sexuelle Erlebnisfähigkeit erheblich beeinträchtigen.

Nach den Gründen ihres nachlassenden sexuellen Interesses und ihrer Aktivitäten wissenschaftlich befragt, (Flay und Matthews, 1995) klagten zwei Drittel der krebserkrankten Patientinnen 14 Wochen nach Ende der Strahlentherapie über eine Verkürzung der Vagina, 43 % gaben Schmerzen beim Verkehr an, ebensoviel berichteten von einer mangelnden Lubrikation (Scheidenfeuchtigkeit) und Verengung der Scheide. Aber auch die Angst vor einem Rückfall beeinträchtigte das sexuelle Interesse und wurde von ebenfalls 43 % genannt.

Auch die Partner werden von der Erkrankung ihrer Frau belastet. In einer Studie (Van der Does u. Duyvis, 1989) begründeten sie ihre Ängste vor der Wiederaufnahme sexueller Aktivität damit, dass sie ihrer Partnerin keine Schmerzen zufügen und sie nicht verletzten wollten. Auffallend war jedoch, dass es zu keinem

Gespräch über diese Befürchtung gekommen ist, obwohl die Männer sich das sehr gewünscht hätten.

Die Entfernung der Eierstöcke **(Ovarektomie)** hat ebenfalls keinen direkten Einfluss auf die Sexualität, sofern sie nicht aufgrund einer psychisch belastenden Krebserkrankung stattgefunden hat. Die Scheide wird in der Regel nicht wesentlich verkürzt, auch nicht durch eine Radikaloperation beim Eierstock-Karzinom. Die psychischen Folgen i.s. negativer oder positiver Veränderungen der Sexualität entsprechen denen der Hysterektomie. Der Fortfall der Möglichkeit einer Schwangerschaft kann sich je nach individueller Situation der Frauen entweder befreiend auf die Sexualität auswirken oder zu Niedergeschlagenheit führen. Hormonelle Folgen bei gleichseitiger Ovarektomie lassen sich medikamentös ausgleichen.

36. Brustamputation: Leidet die Sexualität sehr stark danach?

Von Brustkrebs sind etwa 7 % der weiblichen Bevölkerung betroffen. Er ist der häufigste Tumor bei Frauen. 30 % der Betroffenen sind jünger als 40 Jahre. Die oft notwendig werdende operative Entfernung der Brust stellt für die meisten Frauen eine erhebliche Belastung dar, obwohl die Fortschritte in der brusterhaltenden bzw. brustaufbauenden Chirurgie eine gewisse Erleichterung für die Patientinnen mit sich gebracht haben. Auch haben die verbesserten Behandlungsmöglichkeiten dazu geführt, dass eine wachsende Zahl von Frauen ihre Erkrankung lange Zeit überleben kann. Trotzdem ist das Ausmaß nicht nur der psychischen, sondern auch der sexuellen Probleme relativ hoch. Dies hängt unter anderem damit zusammen, dass insbesondere durch eine Mastektomie (Brustamputation) das Gefühl der Attraktivität und der Geschlechtsidentität wesentlich gemindert wird. Neben der Beeinträchtigung des weiblichen Körpererlebens kommt erschwerend hinzu, dass sich, vor allem in weniger guten Beziehungen, die Partner oftmals zurückziehen.

Auch hinterlässt der operative Eingriff selbst einige sexuelle Beeinträchtigungen. So kann es postoperativ zu dauerhaften Taubheiten oder Überempfindlichkeiten von Hautbezirken kommen. Diese können über die Innenseite des Oberarms und die Brustwand bis in den Rücken reichen. Manchmal kommt es sogar zu Phantomschmerzen in der entfernten Brust. Weitere Folgen von Operation und Strahlentherapie sind Wund- oder Narbenschmerzen, Lymphödeme und eine eingeschränkte Verschieblichkeit der Haut auf der Unterhaut durch mögliche Verwachsungen. Auch chemotherapeutische Behandlungen oder Hormontherapien erhöhen die Häufigkeit sexueller Beeinträchtigungen. Hormontherapien führen z. B. zu Scheidentrockenheit, durch die Schmerzen beim Verkehr verursacht werden können.

Ob und inwiefern sich aufgrund des angenehmeren Körperbildes ein Brustwiederaufbau oder eine brusterhaltende Operation günstiger auf das sexuelle Empfinden auswirken als ihr Unterlassen, ist wissenschaftlich noch umstritten. Geklärt ist allerdings, dass das Sexualerleben am meisten durch die Erkrankung selbst und die Angst vor der Zukunft beeinträchtigt wird, so dass aus diesen Gründen ein großer Teil der Frauen kein Interesse mehr an der Sexualität verspürt.

Wesentliche Faktoren bei der Krankheitsbewältigung sind die soziale Unterstützung und vor allem aber die Unterstützung durch den Partner. Je besser die Paarbeziehung und das Sexualerleben vor der Erkrankung waren, desto größer ist die Chance für die betroffenen Frauen, die körperlichen und seelischen Folgen relativ gut bewältigen zu können.

Die Qualität der Partnerschaft entscheidet ebenfalls, wie schnell die sexuelle Beziehung wieder aufgenommen wird und wie rasch wieder ein Anstieg der Lebensfreude erlebt werden kann.

Aber nicht nur für die Patientin, sondern auch für deren Partner stellt eine Brustamputation einen erheblichen Einschnitt dar, der zur Verunsicherung und Vermeidung sexueller Kontakte führen kann. Um den Zeitpunkt der Diagnose ist der Grad der emotionalen Belastung für die Patientin und den Partner besonders hoch. Neben der Angst vor dem Krebs selbst und vor einem Rezidiv ist Untersuchungen zufolge das Belastungserleben der Partner zusätzlich durch die Sorge im Umgang mit den Gefühlsschwankungen der Partnerin und der Furcht vor einer drohenden Unfruchtbarkeit bzw. Kinderlosigkeit geprägt. Hinzu kommt die unterschwellig stets vorhandene Angst vor dem Sterben und Tod der Partnerin. In der Endphase unterscheidet sich das Ausmaß der psychischen und physischen Symptome kaum noch von dem der betroffenen Frauen, d.h., auch die Partner leiden unter körperlichen Symptomen, Depression oder Wut und erleben Schuldgefühle, wenn sie nicht ausreichend emotionale Unterstützung geben können. Besonders schwer ist es für sie, die eigenen Hilflosigkeit ertragen zu müssen und gleichzeitig eine hohe Verantwortung zu haben.

37. Brustkrebsdiagnose: Wie verhalten sich die Frauen sexuell?

Wie verschiedene Untersuchungen belegen, vermeiden die meisten Patientinnen unmittelbar nach der Diagnose vorübergehend jegliche sexuellen Kontakte. Später tritt eine Umorientierung der erogenen Zonen weg von den Brüsten ein und es kommt zu einer Verminderung der Erregungs- und Orgasmusintensität. Nach der Operation leiden die meisten Patientinnen unter einem Gefühl der verminderten Weiblichkeit und eines negativen Körperbildes. Im ersten Jahr nach der Behandlung weisen 50 % aller betroffenen Frauen eine sexuelle Funktionsstörung auf. Selbst beschwerdefreie und sexuell aktive Frauen bekamen ein Jahr nach der Brustoperation und nach abgeschlossener Chemo- bzw. Strahlentherapie sexuelle Probleme. Knapp die Hälfte der in einer Studie befragten Frauen berichtete über ein Ausbleiben sexuellen Verlangens und ca. 40 % klagten über Schmerzen beim Verkehr, mangelnde sexuelle Befriedigung und Probleme mit der Scheidenfeuchtigkeit. Knapp ein Drittel der Frauen gaben Orgasmusstörungen und einen Vaginismus an.

In einer anderen großen Studie konnte nachgewiesen werden, dass es bei sexuell aktiven, brustkrebserkrankten Frauen nach der Krebstherapie zu deutlich weniger Berührungen der Brüste kommt. Aber auch Geschlechtsverkehr und Orgasmuserleben nehmen ab. Mehr als die Hälfte dieser Frauen berichtete, dass die sexuellen Aktivitäten von ihren Partnern ausgehe, obwohl sie sich in diesem Punkt gleichverteilte Rollen gewünscht hätten. Möglicherweise ergreifen die Partner aber bewusst die Initiative, um den Frauen zu vermitteln, dass sie noch begehrenswert sind. Hier zeigt sich wieder, wie wichtig und notwendig offene Gespräche in einer Beziehung sind.

38. Vulvektomie: Ist der Geschlechtsverkehr noch möglich?

Als Vulva werden die äußeren weiblichen Geschlechtsteile bezeichnet, zu denen die großen und kleinen Schamlippen, die Klitoris und der Scheideneingang zählen. Bei einer Vulvektomie infolge eines Vulva-Tumors kommt es zum Verlust der Schamlippen und der Klitoris. Häufig wird bei der Operation der Scheideneingang so stark verengt, dass der Geschlechtsverkehr nicht mehr möglich ist, obwohl das bei einer angemessenen Technik oft zu verhindern gewesen wäre. Mehr als die Hälfte der Frauen haben nach einer Vulvektomie keinen Geschlechtsverkehr mehr. Es gibt aber Frauen, die auch nach einer solchen Operation orgasmusfähig bleiben. Nimmt eine Frau auch drei Monate nach der Operation ihr Geschlechtsleben nicht wieder auf, geschieht das aller Erfahrung nach auch später nicht mehr. Allerdings zeigte eine Untersuchung, dass acht von zehn Paaren eine befriedigende sexuelle Beziehung wieder herstellen konnten, nachdem sie eine kompetente Sexualberatung in Anspruch genommen hatten.

Im nichtmedizinischen Bereich werden auch heute noch Vulvektomien als genitale Verstümmelung an unzähligen Mädchen dieser Welt vorgenommen.

39. Hormonelle Störungen: Wie beeinflussen sie die Sexualität?

Hormonelle Störungen führen vor allem zu einer Verminderung des sexuellen Verlangens und zu einer erniedrigten sexuellen Erregbarkeit. Bei **Frauen** sind das Östrogenmangel-Syndrom in der Post-Menopause, der Androgenmangel und die Hyperprolaktinämie am bedeutsamsten.

Eine Hyperprolaktinämie bedeutet eine pathologische Erhöhung des Serumspiegels von Prolaktin, einem Hormon, das im Hypophysenvorderlappen gebildet wird. Eine solche Störung führt vor allem zur Verringerung sexueller Lust und verursacht außerdem oft ein Ausbleiben der Menstruation (Amenorrhoe) und eine Galaktorrhoe, unter der eine spontane milchige Absonderung aus der Brustdrüse außerhalb der Stillperiode verstanden wird. Eine Hyperprolaktinämie kann z. B. aufgrund von Tumoren in der Hypophyse oder Störungen im Hypothalamus, einer bestimmten Gehirnregion, oder durch bestimmte neuroleptische Pharmaka entstehen.

Der Östrogenmangel zeigt sich in atrophischen (Atrophie = Schwund) Veränderungen der Genitalien, durch die es zu einer verringerten Scheidenfeuchtigkeit und damit zu schmerzhaftem Koitus kommen kann. Ein Androgenmangel bei Frauen kann zu erheblichen Appetenzstörungen führen, besonders, wenn er z. B. durch eine beidseitige Ovarektomie (Eierstocksentfernung) abrupt auftritt.

Bei **Männern** führt ein Androgenmangel ebenfalls zu sexuellen Appetenzstörungen. Er kann z.b. durch eine toxische Leberschädigung, durch chronisches Nierenversagen oder durch eine Schilddrüsenüberfunktion bedingt sein.

40. Prostata-Operation: Mit welchen sexuellen Störungen ist danach zu rechnen?

An einem Prostata-Karzinom erkranken in Deutschland jährlich 17 000 Männer neu. Mehr als 50 % der Betroffenen weisen zum Zeitpunkt der Diagnosestellung bereits Knochenmetastasen auf. Das Ausmaß der Tumorerkrankung bestimmt, ob es zu einer partiellen (teilweisen) oder radikalen (vollständigen) Entfernung der Prostata (Prostatektomie) kommt.

Inwieweit nach einer Prostatektomie die sexuelle Funktion beeinträchtigt ist, hängt von der Art der Operationstechnik ab. Am seltensten treten Erektionsstörungen (0 % bis 5 %) auf, wenn der operative Eingriff über die Harnröhre bei nichtradikalem Vorgehen geschieht. In bis zu 50 % der Fälle treten jedoch retrograde Ejakulationen, also Samenergüsse in die Harnblase, auf. Beim Eingriff durch den Damm kommt es in 30 % bis 90 % der Fälle zu Erektionsstörungen, aber selten zu Ejakulationsstörungen. Die über die Harnblase und zwischen Schambein und Harnblase geführten Zugänge führen in ca. 10 % bis 30 % der Fälle zu Erektionsstörungen und in ca. 30 % bis 90 % zu Ejakulationsstörungen. Die Wahl des operativen Eingriffs ist von der Art und dem Ausmaß des zu entfernenden Tumors abhängig.

Nach einer radikalen Prostatektomie verliert die Mehrzahl der Patienten die Fähigkeit zur Erektion und zum Orgasmus (knapp ca. 57 %). Allerdings lässt sich die Erektion z. B. durch eine Schwellkörperinjektionstherapie (siehe Frage 71) wieder herstellen. 30 % haben einen teilweisen Erektionsverlust. Bei etwa 10 % bis 15 % kehrt jedoch die Erektionsfähigkeit durch die Regeneration von Nervenfasern in einem Zeitraum zwischen 6 und 18 Monaten zurück. Ca. 14 % der radikal operierten Patienten erleben keine Einschränkung.

Oftmals schließt sich an die Prostatektomie eine Antiandrogenbehandlung, auch chemische Kastration genannt, an. Sie führt in fast allen Fällen zum sexuellen Appetenzverlust.

Selbst wenn das Orgasmuserleben trotz einer aufgetretenen Erektionsstörung unbeeinträchtigt bleibt, äußern sich viele Patienten unzufrieden mit ihrer Sexualität nach der Operation. Mehr als die Hälfte der Betroffenen berichtet über Einschränkungen im sexuellen Erleben und Verhalten sowie über damit verbundene Probleme in der Partnerschaft. Viele Männer erleben eine Schwächung ihrer männlichen Identität und sie beklagen eine abnehmende Befriedigung beim Geschlechtsverkehr und ein verändertes Orgasmuserleben. Bei älteren Männern fällt deutlich eine Abnahme der sexuellen Aktivität auf. Viele Prostatakrebspatienten erleben die Einbußen ihrer Sexualität oft schlimmer als die Diagnose oder die Behandlung selbst.

Für die Auswirkungen der Sexualität auf die Partnerschaft trifft ähnliches zu wie bei den Genitaloperationen von Frauen. Auch hier gilt, dass je stabiler und stärker eine Partnerbeziehung ist und je mehr soziale Unterstützung durch die Partnerin besteht, je besser gelingt die Krankheitsbewältigung. Umgekehrt gilt, dass die zusätzliche Belastung durch eine Verschlechterung der Paarbeziehung infolge der neuen Lebens- und Partnerschaftssituation die Genesung des Patienten erschwert.

Aufgrund von vorliegenden Untersuchungsergebnissen lässt sich zusammenfassend festhalten, dass die Bedeutung der Sexualität für den Patienten und seine Partnerin nach der Operation insgesamt deutlich abnimmt. Beide Geschlechter empfinden durch die aufgetretene Veränderung der Sexualität eine starke seelische Belastung, wobei die Zahl der Männer doppelt so hoch ist. Ein Drittel der Betroffenen und ihrer Partnerinnen wünschen sich Gespräche und können sich vorstellen, dass das Reden über sexuelle Bedürfnisse ihre Sexualität positiv verändern könnte.

41. Künstlicher Darm- oder Blasenausgang: Geht da sexuell noch was?

Die Hälfte aller Stomaträger sind nicht mehr sexuell aktiv. Dies liegt zum Teil am fehlenden Partner, zum Teil aber auch an den postoperativ auftretenden Sexualstörungen. 40 % bis 60 % der Männer leiden an Erektions- und Ejakulationsstörungen, während die sexuelle Lust (Appetenz) meist nicht beeinträchtigt ist. Zum anderen, wenn auch zu einem geringeren Teil, liegt die sexuelle Inaktivität an den psychischen Auswirkungen eines Stomas. Ein Stoma empfinden Patienten, wie Studien belegen, auch sieben Jahre nach der Operation noch als Belastung. Die Hälfte der von einem künstlichen Darmausgang betroffenen Patienten fühlt sich in ihrem Körperbild gestört und ist traurig oder sogar verzweifelt über die Behinderung. Ein Teil der Patienten ekelt sich davor und ca. ein Viertel der Betroffenen sieht ihre Partnerschaft durch einen künstlichen Darmausgang negativ beeinflusst. Insgesamt klagen ca. zwei Drittel der männlichen und ein Drittel der weiblichen Stomaträger über Störungen der sexuellen Funktion und im Vergleich zum Zustand vor ihrer Operation erleben mehr als zwei Drittel ihr Sexualleben als unbefriedigend.

Bei Frauen kann ein sog. Postproktektomie-Syndrom die Sexualität behindern. Es entsteht durch eine Verlagerung der inneren Genitalorgane in die Wundhöhle, so dass wegen der dadurch fehlenden Kissenfunktion des Rektums (Mastdarm) der Geschlechtsverkehr schmerzhaft werden kann. Die Beschwerden lassen sich allerdings dadurch mindern, dass ein Stellungswechsel vorgenommen wird und die Frau oben liegt. Zu Irritationen der Analregion kann es aufgrund von operativ bedingten Nervenschädigungen durch sexuelle Aktivitäten bei beiden Geschlechtern kommen.

Um einen sicheren Umgang mit dem künstlichen Darmausgang zu ermöglichen, empfiehlt sich bei einigen Stomaträgern das

Erlernen regelmäßiger Darmspülungen mit Wasser, da es dann über 24 h bis 48 h nicht mehr zu Darmentleerungen und unkontrollierten Abgängen von Darmgasen kommt, die der Grund sein können, dass Patienten von intimen Kontakten abgehalten werden.

Auch die allermeisten von einem künstlichen Blasenausgang betroffenen Menschen (Urostomaträger) können ihre äußerlich sichtbaren Körperveränderungen nicht akzeptieren. Vor allem inkontinente Patienten, also Menschen, die den Urin nicht halten können, zeigen oft heftige sexuelle Vermeidungsreaktionen, die zu einer völligen Blockade führen können. Hinzu kommen die Ängste, dass sich der Beutel beim Geschlechtsverkehr auch lösen könnte. Deshalb haben kontinente Stomaträger entsprechend mehr sexuelle Kontakte als Stomaträger, die den Urin nicht halten können.

42. Diabetes: Zu welchen sexuellen Problemen kann er führen?

Als Folge des Diabetes treten bei Männer gehäuft Erektions- und Appetenzstörungen sowie die Ejaculatio retrograda, d. h. der Samenerguss in die Blase, auf. Aber auch Orgasmen ohne Emission und das Ausbleiben der Pumpempfindung beim Samenerguss wurden beschrieben. Dabei scheint es keine Unterschiede zwischen dem Typ I- und dem Typ II-Diabetes zu geben. Die Angaben zur Häufigkeit von Erektionsstörungen schwanken zwischen 30 % und 80 %, je nach Alter der Betroffenen. Bei Patienten im Alter zwischen 30 und 34 Jahren liegt sie bei 15 % und steigt bis auf 55 % bei den 60-Jährigen an. Bei ca. 12 % der männlichen Diabetiker ist eine Erektionsstörung das erste Krankheitssymptom.

Die Erektionsstörungen entwickeln sich schleichend. Zunächst nimmt die Penissteife ab, die sexuelle Lust und die Ejakulationsfähigkeit bleiben aber noch erhalten. Zunehmend klagen die Patienten dann aber darüber, dass die früher gewohnte, längeranhaltende und steifere Erektion nur noch gelegentlich erfolgt. Innerhalb von sechs bis zwölf Monaten tritt eine vollständige Erektionsstörung ein, die dann auch mit einer Abnahme des sexuellen Verlangens, der Erregung und der Ejakulationsfähigkeit, d. h. der Befriedigung, verbunden ist. Mit zunehmendem Alter und der Dauer der Erkrankung steigen die Häufigkeit der Störungen sowie die Spätkomplikationen noch weiter an.

Bezüglich der Ursachen geht man heute davon aus, dass die sexuellen Funktionsstörungen die Folge einer diabetesbedingten Erkrankung der autonomen Nerven und einer Gefäßschwäche sowie einer Abnahme der Muskelfasern sind. Bei einer guten Einstellung des Zuckers können die Erektionsstörungen wieder verschwinden, aber in Zeiten einer schlechten Regulierung erneut auftreten.

Die Stoffwechselentgleisungen scheinen auch die hauptsächliche Ursache für die sexuelle Unlust zu sein. Auch beim Diabetes spielen psychische Faktoren eine Rolle. Dabei geht es nicht nur um die Erschwernisse, die eine lebenslängliche kontrollierte Ernährung mit sich bringen, sondern auch um die Veränderungen des sexuellen Erlebens selbst. Als belastend empfinden es die meisten männlichen Diabetiker, zwar Lust und Erregung zu verspüren, aber gleichzeitig zu erleben, dass sich die körperliche Reaktion nicht wie erwartet einstellt. Die sexuellen Folgen bei weiblichen Diabetes-Betroffenen sind weniger bekannt. Man schätzt aber, dass etwa ein Drittel an Orgasmusschwierigkeiten leidet, die sich meist innerhalb von vier bis sechs Jahren nach der Diagnosestellung schrittweise entwickeln. Darüber hinaus klagen sehr viele Diabetikerinnen über eine unzureichende Scheidenfeuchtigkeit und krankheitsbedingt über häufige chronische Scheidenpilzinfektionen. Diese Faktoren bedingen wahrscheinlich auch, dass ein Viertel der Diabetikerinnen eine verminderte sexuelle Lust verspürt und dass bei 8 % der Patientinnen sogar eine sexuelle Aversion besteht. Typ I-Diabetikerinnen scheinen allerdings weniger häufig von sexuellen Störungen betroffen zu sein als Typ II-Erkrankte. Auch für die sexuellen Funktionsstörungen bei weiblichen Diabetes-Betroffenen werden neuropathiebedingte periphere Erregungsblockaden verantwortlich gemacht.

43. Nieren-Transplantation und Dialyse: Wirken sie sich günstig aus?

Bei Patienten mit chronischen Nierenschäden kommen sexuelle Störungen sehr häufig vor. Besonders hoch ist der Prozentsatz sexueller Beeinträchtigungen bei weiblichen und männlichen Patienten, wenn eine chronische Niereninsuffizienz (Nierenversagen) mit der Gefahr der Entstehung einer Harnvergiftung besteht. Die Zahlen für die verschiedenen Formen sexueller Beeinträchtigungen schwanken zwischen 20 % bis 90 %. Bei Männern führen chronische Nierenerkrankungen oft zu Erektionsstörungen, bei Frauen treten ebenfalls Erregungs-, aber auch Orgasmusstörungen auf.

Auch durch eine Dialyse verbessern sich sexuelle Funktionsstörungen nur selten. Im Gegenteil, sie können sich sogar verschlimmern. Allerdings kann sich bei einigen Patienten zu Beginn einer Dialyse zunächst das zuvor durch die Nierenerkrankung verminderte sexuelle Verlangen verbessern, später jedoch verringert es sich in der Regel wieder.

Durch eine Transplantation kann jedoch die sexuelle Lust wieder gesteigert werden. Andere sexuelle Funktionsstörungen werden aber weder durch eine Transplantation noch durch eine Dialyse behoben, wenngleich sich der sexuelle Bereich insgesamt etwas normalisieren kann.

Befragungen von Dialysepatienten ergaben, dass zwei Drittel mit der Sexualität unzufrieden waren und dass 40 % keinerlei sexuelle Aktivitäten mehr hatten.

Bei der Krankheitsbewältigung spielen psychische und soziale Faktoren eine wesentliche Rolle. Aktivere Patienten, die eine positive Einstellung haben und die sich von ihren Partnern unterstützt fühlen, zeigen sich deutlich weniger in ihrer Sexualität durch die Erkrankung beeinträchtigt.

44. Herzinfarkt:
Gibt es den sogenannten Liebestod?

Sehr viele Patientinnen und Patienten schränken nach einem Herzinfarkt oder nach einer Bypass-Operation, aber auch nach einem leichteren Schlaganfall ihre sexuellen Aktivitäten ein, da sie Angst haben, bei sexueller Aktivität einen tödlichen Herzinfarkt, den sog. Liebestod, zu erleiden. Dieser ist aber ein sehr seltenes Ereignis. Natürlich gehen sexuelle Erregung und Aktivität mit einer deutlichen Steigerung der Herzfrequenz sowie des systolischen und diastolischen Blutdrucks einher. Die Belastung entspricht aber nicht mehr als der der alltäglichen körperlichen Tätigkeiten wie Treppensteigen oder rasches Gehen. Es gibt aber einige Symptome, die als bedenklich gelten und beachtet werden sollten. Dazu zählen

■ pektanginöse Beschwerden nach dem Koitus

■ Herzklopfen und Atemnot, die länger als eine Viertelstunde nach dem Verkehr anhalten

■ Schlaflosigkeit nach sexueller Anstrengung und

■ Gefühle der Erschöpfung am Tage nach sexuellen Aktivitäten.

Die Häufigkeit sexueller Störungen und Beeinträchtigungen nach einem Herzinfarkt ist relativ hoch. Meist treten die Probleme sechs bis zwölf Monate nach der Genesung auf.

Bei Männern kommen vor allem in der Zeit der Rekonvaleszenz häufig Erektionsstörungen vor, die mit der Angst vor einem neuen Infarkt infolge sexueller Aktivitäten zusammenhängen. Neben Erregungsstörungen treten, wenn auch seltener, Ejakulationsprobleme und ein herabgesetztes sexuelles Interesse auf. Auch Frauen zeigen nach einem Herzinfarkt sexuelle Beeinträchtigungen, wenngleich auch erheblich seltener als Männer. Allerdings lagen, wie Untersuchungen ergaben, bei einem Großteil der betroffenen Frauen und Männern sexuelle Probleme bereits auch schon vor dem Herzinfarkt vor.

Aber auch psychische Faktoren spielen bei den sexuellen Störungen eine Rolle, insbesondere die Angst vor einem Re-Infarkt. Auch Depressionen sind gerade nach einem Herzinfarkt sehr häufig zu beobachten und wirken sich negativ auf das Sexualerleben aus.

Sexuelle Dysfunktionen treten allerdings auch im Zusammenhang mit anderen kardiovaskulären Erkrankungen wie der koronaren Herzkrankheit, dem arteriellen Bluthochdruck und dem Myokardinfarkt auf. Jedoch gilt es dabei, zwischen der Verursachung durch die Erkrankung, wie beispielsweise die Beeinträchtigung der arteriellen Blutversorgung der Genitalien, und den sexuellen Folgen der Behandlung, wie z. B. den unerwünschten Nebenwirkungen von Blutdrucksenkern (z. B. Betablocker), zu unterscheiden. So treten Ejakulationsstörungen bei Bluthochdruckpatienten, die medikamentös behandelt werden, drei Mal häufiger auf als bei denen, die keine Medikamente erhalten.

Wie bei allen Erkrankungen gilt aber auch hier, dass eine gute Partnerbeziehung die sexuellen Auswirkungen erheblich lindern kann.

45. Querschnittslähmungen: Ist Sexualität danach noch möglich?

Die sexuellen Auswirkungen einer Querschnittslähmung hängen davon ab, ob es sich um eine hohe oder tiefe Schädigung handelt und davon, ob die Verletzung komplett ist oder nicht. Die Wirbelsäule ist in vier Abschnitte unterteilt: Hals-, Brust-, Lendenwirbelsäule und Kreuzbein. Jeder Abschnitt wird nach seiner lateinischen Bezeichnung mit einem Buchstaben gekennzeichnet: C für cervical (Hals), T für thorakal (Brust), L für lumbal (Lende) und S für sacral (Kreuz). Die einzelnen Wirbel innerhalb dieser Abschnitte werden von oben nach unten nummeriert. Rückenmarksverletzungen führen in den meisten Fällen zur Lähmung, manchmal sogar zum Verlust aller Sinnesempfindungen unterhalb der geschädigten Körperstelle. Meist geht dabei auch die Kontrolle über die Darm- und Harnblasenausscheidung und über die Sexualfunktionen verloren. Die meisten Männer mit Rückenmarksverletzungen haben keine normalen Erektionen durch psychische Stimulation oder Erregtheit, es können jedoch reflektorische Erektionen auftreten, wenn der Genitalbereich durch Druck oder Reibung stimuliert wird. Nervlich-sensorisch können solche Reflexerektionen aber nicht wahrgenommen werden. Diejenigen Männer, bei denen die Ejakulationsfähigkeit erhalten ist, haben jedoch keine Orgasmuswahrnehmung im Unterleib. In vielen Fällen tritt eine retrograde Ejakulation, also der Rückfluss des Samens in die Blase, ein.

Bei einer oberen Läsion (Verletzung) ist die Wahrscheinlichkeit, dass eine Erektion möglich ist, hoch, die der Ejakulationsfähigkeit dagegen gering. Im einzelnen hängt dies von der Art der Schädigung ab. Bei einer *inkompletten* oberen Querschnittslähmung (oberhalb Th 12) können fast 100 % der Männer eine Reflexerektion erreichen und 30 % können auch ejakulieren. Bei einer *kompletten* Zerstörung sind bei 90 % der Patienten reflektorische

Erektionen, aber nur noch bei weniger als 5 % Ejakulationen möglich. Reflexerektionen halten nur sehr kurz an, für einen Koitus können sie aber oft ausreichend sein. Ansonsten kann die als sog. Stopftechnik bezeichnete Methode angewendet werden.

Dabei wird der weiche oder halbversteifte Penis in die Vagina geschoben, wobei die Frau Stoßbewegungen mit dem Becken ausführt, die aber nicht so heftig sein dürfen, dass das Glied wieder herausgleiten könnte. Allerdings sind bei einigen Männern auch psychische Erektionen aufgrund von Phantasien möglich. Sie halten zwar oft länger an als reflektorische Erektionen, sie sind aber nicht immer vollständig und sie können auch nicht durch Berührungsreize verstärkt werden.

Solche psychogenen Erektionen sind bei 25 % der Männer mit *kompletten* Läsionen des Sakralmarks (S2–S5) möglich. Allerdings besteht bei Läsionen in diesem Bereich eine völlige Ejakulationsunfähigkeit. Jedoch kommt es bei 20 % der Männer zu einer Emission, d. h. Tröpfel-Ejakulation. Bei einer *inkompletten* Zerstörung des Sakralmarks sind reflektorische Erektionen bei 90 % der Patienten und Samenergüsse, z.t. in die Blase oder als Emission, bei 70 % möglich. *Sakrale* Wurzelläsionen sind aber meist einseitig und führen in der Regel deshalb zu keiner oder nur zu einer geringen Beeinträchtigung der sexuellen Funktionen, da die Innervationen der anderen Seite für einen genitalen Reflex ausreichend sind. Da jedoch fast alle Patienten mit dieser Symptomatik unter zum Teil erheblichen Schmerzen beim Koitus leiden, ist das sexuelle Erleben dadurch deutlich beeinträchtigt.

Vergleichbar zur männlichen Erektion ist auch bei Frauen der Zustand des Sakralmarks entscheidend dafür, ob eine reflektorische Scheidenfeuchtigkeit möglich ist. Bei einer kompletten Läsion auf der Höhe sakraler Segmente kommt es zu einem vollständigen Lubrikationsverlust. Reflektorische Reaktionen sind allerdings bei Frauen mit einem oberen Querschnitt möglich. Sie können, wie bei Männern, über sensible Körperteile wie z. B. Lippen, Ohrläppchen usw. ausgelöst werden. Über psychische Stimulation können bei Frauen mit einer oberen Querschnittslähmung jedoch keine klitoralen Reaktionen und auch nicht die Scheidenfeuchtigkeit ausgelöst werden, denn für die Lubrikation durch psychogene Reize scheint der Erhalt des Thorakalmarks bedeutsam zu sein. Trotzdem haben einige Frauen und Männer sog. Phantom- (nicht genitalbedingte) Orgasmen, bei denen Lust psychisch erlebt und in den nicht geschädigten Körperbereichen empfunden werden können. Diese scheinen als Kompensation sogar wesentlich gefühlsintensiver zu werden. Die sexuelle Zufriedenheit bei Frauen scheint insgesamt aber nicht unbedingt mit dem Ausmaß der Verletzung verbunden zu sein, denn etliche befragte Frauen mit Rückenmarksverletzungen berichteten, dass ihre Behinderung ihre sexuelle Erregung nicht beeinträchtigt hätte.

46. Querschnittsgelähmte: Können sie auch Kinder kriegen?

Frauen mit Rückenmarksverletzungen bleiben in der Regel befruchtungsfähig und können ganz normal Kinder austragen. Die Menstruation stellt sich gewöhnlich innerhalb von sechs Monaten nach der Schädigung wieder ein. Bei den meisten Frauen bleibt auch das sexuelle Interesse bestehen, aber sie haben meist im Genitalbereich keine Empfindungen und keine Orgasmusreaktionen mehr. Auch ist die Scheidenfeuchtigkeit stark herabgesetzt oder nicht vorhanden. Es kommen aber Phantomorgasmen (s. Frage 45) vor, die ähnlich wie die früheren orgasmischen Erlebnisse empfunden werden. Neben den intensiven psychisch erlebten Orgasmusgefühlen können auch körperliche Empfindungen in einigen der nicht beschädigten Körperbereichen gespürt werden, die manchmal sogar ausgeprägter sind als vor der Verletzung.

Bei **Männern** tritt oft infolge der Rückenmarksverletzung eine Sterilität ein. Aber auch aufgrund der Ejakulationsstörungen ist eine Fruchtbarkeit wenig wahrscheinlich. Da Samenergüsse allerdings bei einem Urologen mechanisch hervorgerufen werden können, ist eine künstliche Befruchtung möglich. Für Männer, die an ihrer Erektionsunfähigkeit sehr stark leiden, besteht u. a. die Möglichkeit, Penisimplantate einzusetzen. Durch solche oder andere Verfahren, wie die Einnahme oraler Potenzmittel (z. B. Viagra®), kann zwar eine zum Verkehr ausreichende Gliedsteife erreicht werden, aber sie können weder die Gefühlsempfindungen noch eine normale Ejakulation wieder herstellen.

47. Multiple Sklerose: Welche sexuellen Dysfunktionen treten auf?

Die Multiple Sklerose (MS) zählt zu den neurologischen Krankheitsbildern, bei denen am häufigsten sexuelle Beeinträchtigungen auftreten. Eine MS kann sich im zeitlichen Verlauf recht unterschiedlich auf die Sexualität auswirken, so dass es sein kann, dass der MS-Kranke über mehrere Wochen oder Monate sexuelle Schwierigkeiten hat und sich dann eine Periode anschließt, in der die Sexualfunktion relativ normal verläuft. Oft stellen sexuelle Beeinträchtigungen die ersten sichtbaren Symptome der MS dar. Im fortgeschrittenen Stadium leiden 5 % bis 50 % der Frauen und 20 % bis 80 % der Männer an verschiedenen Formen sexueller Dysfunktionen. 35 % bis 80 % der Männer klagen über Erektionsstörungen, aber auch über fehlende sexuelle Lust, und bis zu 60 % der Frauen über ein herabgesetztes sexuelles Interesse und Orgasmusstörungen. Der Ausfall sexueller Funktionen, wie die Lubrikation bei Frauen und die Erektion bei Männern, sowie die Sensibilitätsstörungen im Genitalbereich, die sich in verminderten Reaktionen auf Berührungen oder in Überempfindlichkeit äußern, hängen wahrscheinlich mit den neurologischen Symptomen der Blasen- und Mastdarmentleerungsstörungen zusammen. Für das verminderte sexuelle Verlangen bei beiden Geschlechtern sind vermutlich die allgemeine Schwäche und die Muskelspastizität der Arme und Beine verantwortlich. Die Sensibilitätsstörungen führen dazu, dass der Genitalkontakt insgesamt negativ überreizt und der Orgasmus unangenehm erlebt werden.

Einige Patienten können keine psychogenen Erektionen als Reaktion auf Phantasien haben, wohl aber Reflexerektionen als Reaktion auf Berührungen der Genitalien. Bei solchen Reflexerektionen ist auch die Ejakulationsfähigkeit gestört.

Neben den Läsionen der Nervenbahnen als organische Ursache, die u. a. für die sexuellen Dysfunktionen verantwortlich gemacht werden, spielen auch psychische Faktoren, die mit der Krankheitsverarbeitung und der Angst vor erneuten Schüben zusammenhängen, eine Rolle. Die psychische Belastung durch die Erkrankung zeigt sich auch in dem hohen Anteil der Partner, die ebenfalls unter sexuellen Beeinträchtigungen leiden. Hinzu kommen die durch die MS bedingten Persönlichkeitsveränderungen und Depressionen, die die Sexualität negativ beeinflussen können.

Zusammenfassend lässt sich festhalten, dass über zwei Drittel aller männlichen MS-Kranken mit der Zeit die Erektions- und Ejakulationsfähigkeit verliert und dass ca. ein Drittel der MS-kranken Frauen Schwierigkeiten hat, einen Orgasmus zu erreichen. Dies hängt u.a. damit zusammen, dass vor allem im Frühstadium der Erkrankung eine partielle Gefühllosigkeit in den Genitalen auftritt und dass manchmal jede Berührung der betroffenen Körperregionen unangenehm überreizt empfunden werden kann.

48. Epilepsie und Sexualität: Gibt es da Probleme?

Sexuelle Funktionsstörungen zeigen sich bei weiblichen und männlichen Epileptikern insbesondere in Form von vermindertem sexuellen Verlangen und Erregungsstörungen. Über die Häufigkeit herrscht jedoch Unklarheit. Einige Studien zu diesem Problem konnten keine Unterschiede im sexuellen Erleben und Verhalten von weiblichen und männlichen Epilepsie-Patienten verglichen mit der Normalbevölkerung feststellen. Andere Untersuchungen ergaben, dass ca. 3 % bis 15 % der epileptischen Patienten an Appetenz- und Erregungsstörungen leiden.

Unbestritten ist aber, dass die Häufigkeit sexueller Funktionsstörungen vom Alter der Patienten zu Beginn der Erkrankung abhängt. Diejenigen männlichen Epilepsie-Patienten, die bereits vor dem 21. Lebensjahr erkrankten, leiden deutlich weniger unter sexuellen Funktionsstörungen als später Erkrankte. Das gleiche gilt für Epilepsie-betroffene Frauen. Fast jede dritte Epilepsie-Patientin mit spätem Erkrankungsbeginn, d. h. nach dem 21. Lebensjahr, leidet unter sexuellen Appetenzproblemen, Orgasmusstörungen und sexueller Aversion. Dagegen ist die Häufigkeit sexueller Funktionsstörungen bei Frauen mit frühem Erkrankungsbeginn, also vor dem 21. Lebensjahr, um die Hälfte geringer.

Ein vermindertes sexuelles Verlangen bei weiblichen und männlichen Epilepsie-Patienten ist bei der Temporallappen-Epilepsie zu beobachten, inbesondere wenn sich der Herd auf der rechten Schläfenlappenseite befindet. Frauen mit primär generalisierten und mit Herdanfällen weisen eher eine verminderte sexuelle Erregbarkeit und sexuelle Befriedigung auf, wobei insbesondere Frauen mit Herdanfällen zusätzlich über sexuelle Angst, Schmerzen beim Verkehr und Vaginismus klagen, während Frauen mit generalisierten Anfällen eher über eine Anorgasmie berichten.

Eine verminderte sexuelle Lust und Erregbarkeit können aber auch die Folge antiepileptischer Medikamente sein.

Nach einer Epilepsie-Operation dagegen berichten Patienten oft über ein zufriedeneres Sexualleben, auch wenn die antiepileptische Medikation beibehalten wurde. Vor allem nehmen die sexuellen Aktivitäten zu und auch die Häufigkeit sexueller Phantasien.

Durch sexuelle Aktivitäten kann ein epileptischer Anfall hervorgerufen werden, wobei die Hyperventilation dabei eher einen epileptischen Anfall auslösen kann als die genitale Stimulation oder der Orgasmus.

Sexuelle Phänomene wie Wärme in der Klitoris, ein heißes Gefühl in der Vagina u. a., aber auch unangenehme Schmerzreize können ebenso wie Erektion, Lubrikation, Ejakulation oder Orgasmus auch als Teil eines epileptischen Anfalls auftreten. Solche Symptome werden vom Patienten aber nicht immer als sexuell erlebt. Manchmal kommt es im Rahmen bestimmter epileptischer Anfälle vor allem bei Männern auch zu sog. genitalen Automatismen, d. h. zu sexuellen Handlungen, die die Betroffenen unbewusst ausüben. Dazu können Kratzen der Genitalorgane oder Masturbation gehören.

Bezüglich des allgemeinen Sexualverhaltens epilepsiekranker Menschen deutet eine Studie darauf hin, dass sie eher ein geringes sexuelles Verlangen und nur selten sexuelle Phantasien oder Träume haben. Manche epileptische Menschen berichten aber auch über eine phasenweise sehr ausgeprägte sexuelle Aktivität, die sich sehr oft in ausgedehnter Masturbation äußern kann.

49. Psychische Erkrankungen: Dämpfen sie die Lust?

Am häufigsten treten sexuelle Störungen bei **depressiven Erkrankungen** auf. Ein Verlust des sexuellen Interesses und eine verminderte sexuelle Aktivität gehören fast immer zur depressiven Symptomatik dazu. Nur einige wenige depressive Patienten versuchen, ihre Depressionen mit einer gesteigerten sexuellen Aktivität abzuwehren. Da aber die Erektionshäufigkeit bei Depressiven und auch die nächtlichen Erektionen während einer depressiven Phase geringer sind, lässt sich daraus schließen, dass eine Depression auch die Sexualität dämpft.

Bei einer **Manie**, die der Gegenpol zur Depression ist, besteht bei fast allen Patienten ein gesteigertes sexuelles Interesse, wobei es auch häufig zu enthemmtem und sozial unangemessenem Verhalten kommen kann. Direkte Funktionsstörungen bei manischen Patienten sind allerdings nicht bekannt.

Die Häufigkeit sexueller Funktionsstörungen bei **Schizophrenen** wird auch nach Abklingen eines akuten Schubes mit 18 % bis 60 % angegeben, wobei aber die Langzeitmedikation eine Rolle spielen wird. Nicht zu den sexuellen Funktionsstörungen, aber zu Denkstörungen mit sexuellem Inhalt, die bei Schizophrenen häufig vorkommen, gehören der Eifersuchtswahn und Vorstellungen, von anderen Menschen erzwungene Sexualität erdulden zu müssen. Auch treten bei der Schizophrenie nicht selten sexuelle Wahrnehmungsstörungen in Form von unangenehmen Empfindungen im Genitalbereich auf. Diese werden von den Patienten als brennend, juckend, als Hitze- bzw. Kältegefühl oder manchmal sogar als elektrische Schläge beschrieben. Aber auch hier handelt es sich nicht um Sexualstörungen im eigentlichen Sinne.

Bei Patientinnen mit **Essstörungen** kommen vor allem sexuelle Appetenz-, Erregungs- und/oder Orgasmusstörungen sehr häufig vor. Als Folge der Unterernährung tritt bei sehr vielen Patientinnen mit Anorexie auch eine Amenorrhoe, d. h. ein Ausbleiben der Menstruation, auf.

Auch ca. 10 % aller Patienten mit verschiedenen Formen von **Angsterkrankungen** leiden an sexuellen Funktionsstörungen. Ob die sexuelle Symptomatik ein Teil der Angststörung ist oder ob die Angsterkrankung Ursache oder Folge einer sexuellen Störung ist, lässt sich nur im Einzelfall herausfinden. Anders ist dies bei der *Sexualphobie*, bei der es sich um ein spezifisches sexualbezogenes Angstsyndrom handelt, das durch eine starke sexuelle Aversion gekennzeichnet ist. Diese Form von Sexualangst ist häufiger bei Frauen als bei Männern zu finden. Sie geht über die leichtere Form der Sexualvermeidung bei einem fehlenden sexuellen Verlangen hinaus, denn eine Sexualphobie ist nicht nur durch eine massive Angst charakterisiert, die bis hin zu Panikreaktionen reichen kann, sondern auch durch ein starkes Ekelgefühl vor sexuellen Kontakten (s. Frage 56).

50. Alkohol und Drogen: Regen sie nur an?

Ein geringer Alkoholgenuss kann eine enthemmende Wirkung haben und die sexuelle Reaktionsbereitschaft erhöhen. Größere Mengen beeinträchtigen bei Männern die Erektionsfähigkeit und die Ejakulation, die vorzeitig, verzögert oder ganz ausbleiben kann. Sexuelle Probleme bei alkoholkranken Männern kommen sehr häufig vor. Etwa die Hälfte der Betroffenen leidet darunter. Dies liegt zum einen daran, dass der Alkohol direkt den Testosteronspiegel im Blut senkt und zum anderen beeinflusst die alkoholische Leberschädigung, die bei den meisten vorhanden ist, indirekt die Testosteronproduktion. Hinzu kommen alkoholbedingte Gefäßveränderungen und Nervenschädigungen mit Sensibilitätsstörungen, die Erektionsstörungen verursachen können. Als weitere sexuelle Störungen kommen Appetenzprobleme vor, die als Folgen der genannten organischen Ursachen gesehen werden können, die aber auch aus den partnerschaftlichen Spannungen und Problemen verstanden werden können.

Die Wirkung von Drogen auf die Sexualität ist sehr unterschiedlich, weil auch andere Faktoren, wie die Anwendungsart, die Erwartungshaltung, die Drogensubkultur und die Persönlichkeit der Konsumenten einen wesentlichen Einfluss haben.

In geringen Mengen haben Haschisch, Marihuana, Kokain, Psychodelika und intravenös gespritzte Amphetamine eine stimulierende Wirkung. In hohen Dosen senken sie allerdings die sexuelle Lust und die sexuelle Reaktionsfähigkeit. Auch lässt der chronische Gebrauch stimulierender Drogen mit der Zeit die Wirkung in eine Dämpfung umschlagen. Damit kann auch Kokain zu Appetenz-, Erektions- und Orgasmusstörungen führen. Beruhigungs- und Schlafmittel, Narkotika und Opiate wie Morphium, Heroin und Methadon wirken dagegen auch in kleinen Mengen dämpfend auf den sexuellen Bereich.

VI. Erscheinungsweisen

51. Symptomatik: Frigidität und Impotenz – oder gibt es da noch mehr?

Vor noch ca. 25 Jahren wurden in der 9. Ausgabe des Internationalen Diagnosesystems der WHO (ICD-9) tatsächlich nur die Frigidität bei der Frau und die Impotenz beim Mann als Sexualstörungen aufgeführt. Beide Störungen waren zudem lediglich auf den Geschlechtsverkehr bezogen. Durch die Untersuchungen von Masters und Johnson, die die sexuellen Reaktionen in ihrem physiologischen Ablauf detailliert erforschten, zeigte sich, dass es einen Zyklus gibt, der in die Phasen der Appetenz (Verlangen), der Erregung, des Orgasmus sowie der Entspannung eingeteilt werden kann. Deshalb werden heute sexuelle Funktionsstörungen entsprechend der Abschnitte, in denen sie auftreten, klassifiziert.

Man unterscheidet also Störungen des sexuellen Verlangens, der sexuellen Erregung, der Orgasmusfähigkeit sowie Störungen, die im Zusammenhang mit der Einführung (Imission) des Penis beim Koitus stehen und die in der Entspannungsphase nach dem Orgasmus auftreten.

Als sexuelles **Verlangen** (Appetenz) wird der Wunsch bezeichnet, sexuell aktiv zu werden. Auslöser können Phantasien, sprachliche und sinnliche Reize sein. Unter **Erregung** wird der Zustand sexuellen Erregtseins verstanden. In dieser Phase nimmt die Durchblutung des Genitalbereichs bei beiden Geschlechtern zu und führt zu den von Masters und Johnson beschriebenen körperlichen Reaktionen. Als **Orgasmus** wird der Höhepunkt der sexuellen Erregung bezeichnet. Er geht mit intensiven Lustgefühlen einher und mit den in der Frage 9 beschriebenen genital-physiologischen Veränderungen. Die **Entspannung** folgt auf den Orgasmus und ist mit einem Gefühl des Wohlbefindens und der allgemeinen Muskelerschlaffung verbunden.

Unter dem Begriff des **Koitus** bzw. des Geschlechtsverkehrs wird heute nicht nur die Einführung des Penis in die Vagina verstanden, sondern die Definition wird weiter gefasst und erstreckt sich «auf die sexuelle Vereinigung zweier Partner, wobei die Genitalien eines oder beider Partner so erregt werden, dass ein Orgasmus folgt, oder zumindest angestrebt wird» (Eicher, 1975).

Als **sexuelle Funktionsstörungen** oder **Dysfunktionen** werden Störungen bezeichnet, die die sexuellen Funktionen und das sexuelle Verhalten und Erleben beeinträchtigen. Die Ausdrücke Frigidität und Impotenz werden heute in der Fachsprache nicht mehr verwendet.

Das besondere an sexuellen Funktionsstörungen ist, dass es sich nicht allein um individuelle Beeinträchtigungen handelt, sondern dass sie meist erst in Beziehungen zutage treten und durch die Partnerschaft selbst verstärkt und aufrecht erhalten werden können. Sie können allerdings auch unbewusst die Partnerwahl beeinflussen. Der dyadische (Dyade = Zweierbeziehung) Charakter wird auch durch die Tatsache deutlich, dass knapp ein Drittel der Partner von Patienten ebenfalls eine sexuelle Dysfunktion aufweist. Als ein wesentliches Kriterium der Definition einer sexuellen Funktionsstörung gilt deshalb, dass sie nicht nur ein deutliches Leiden, sondern auch zwischenmenschliche Schwierigkeiten verursachen muss.

Störungen der sexuellen Lust
52. Mangel an Verlangen: Wie oft ist eigentlich normal?

Ein objektives Kriterium für einen Mangel an sexueller Appetenz (Lust) gibt es nicht, da neben der Häufigkeit sexueller Wünsche auch deren Intensität eine Rolle spielt. Dennoch gibt es in der Praxis eine Faustregel, die besagt, dass von einem erniedrigten sexuellen Verlangen ausgegangen werden kann, wenn die Wünsche nach sexueller Aktivität nur einmal pro Monat oder weniger vorhanden sind.

Eine sexuelle Lustlosigkeit kann entweder alle Formen sexueller Betätigung einschließen oder sie kann nur in bestimmten Situationen auftreten oder auf einen einzigen Partner oder eine spezielle sexuelle Praktik begrenzt sein. So kann beispielsweise der Wunsch nach Masturbation vorhanden sein, aber nicht das Verlangen nach Geschlechtsverkehr bestehen.

Eine sexuelle Appetenzstörung liegt klinisch vor, wenn ein Mangel oder ein Fehlen von sexueller Motivation, Phantasien und sexuellem Verlangen über einen Zeitraum von sechs Monaten besteht. Menschen mit dieser Störung spüren nur wenig Lust, sexuelle Aktivitäten aufzusuchen und sie sind auch nicht enttäuscht, wenn diese nicht stattfinden. Auch in der Partnerschaft übernehmen sie gewöhnlich keine Initiative oder sie machen nur widerwillig mit, wenn der Partner diese ergreift. In der Regel finden nur selten sexuelle Kontakte statt. Wenn der Partner Druck macht oder wenn der Betroffenen den Wunsch nach körperlicher Nähe hat, kann es jedoch zu sexuellen Begegnungen kommen, die dann durchaus als erregend und befriedigend erlebt werden. Zum Problem wird sexuelle Lustlosigkeit meist erst dann, wenn sich der sexuelle Partner beklagt.

Als *Appetenzverlust* wird das Nachlassen eines früher vorhandenen sexuellen Interesses bezeichnet. Eine solche Störung ist häufig durch Partnerkonflikte bedingt. Das Fehlen oder der Verlust von sexuellem Verlangen wurde früher auch als Frigidität bezeichnet. Dieser Begriff wird aber heute in der Fachsprache nicht mehr verwendet, weil er zum einen fachlich unklar ist, denn unter Frigidität wurde auch die fehlende sexuelle Befriedigung einer Frau verstanden, und zum anderen, weil sich die Bezeichnung «frigide» inzwischen zum Schimpfwort entwickelt hat. Störungen der sexuellen Appetenz können – wenn auch seltener – primär vorhanden sein. Bei dieser Form beginnt das mangelnde sexuelle Interesse schon in der Pubertät, also in einer Zeit, in der das Verlangen üblicherweise erwacht, und hält dann lebenslänglich an. Häufiger jedoch entwickelt sich die Störung sekundär und tritt erst im Erwachsenenalter meist im Zusammenhang mit psychischen Problemen, kritischen Lebensereignissen oder auch in Verbindung mit Beziehungsschwierigkeiten ein. Appetenzstörungen halten entweder dauerhaft an oder sie treten in Abhängigkeit von psychischen und sozialen Faktoren episodisch auf. Dieser Verlauf lässt sich vor allem bei Menschen beobachten, die Schwierigkeiten im Umgang mit Intimität und den damit verbundenen Erwartungsvorstellungen haben.

Nur gelegentlich auftretende Appetenzprobleme, die nicht anhaltend oder wiederkehrend auftreten, oder die nicht mit deutlichem Leiden oder zwischenmenschlichen Schwierigkeiten einhergehen, gelten nach den internationalen Diagnosekriterien nicht als sexuelle Störung. Damit besteht nach den Richtlinien der Krankenversicherungen auch kein Anspruch auf eine Behandlung des Problems.

53. Sexuelle Appetenzstörungen: Haben andere immer Lust?

Sexuelle Lustlosigkeit kommt bei Frauen wesentlich häufiger vor als bei Männern. Über 30 % der Frauen, und damit jede dritte Frau, und 16 % der Männer gaben in einer wissenschaftlichen Untersuchung ein vermindertes sexuelles Interesse an (Laumann et al. 1994). Jede fünfte Frau, aber nur 8 % der Männer erklärten, keinen Spaß an Sexualität zu haben. In den letzten Jahren scheint das Problem erheblich an Bedeutung gewonnen zu haben, denn bei einem Vergleich der 1970er und 1990er Jahre stellte man einen zunehmenden Anstieg der sexuellen Lustlosigkeit bei Frauen von 8 % auf 58 % fest. Aber auch bei Männern war eine Zunahme von 4 % auf 16 % zu verzeichnen. Bei ihnen hängt das sexuelle Interesse allerdings mit dem Alter zusammen. So nahm der sexuelle Appetenzmangel bei Männern der o. g. Studie zufolge von knapp 14 % in der Altersgruppe von 18 bis 24 Jahren auf etwas über 24 % in der Altersgruppe von 55 bis 59 Jahren zu. Aber auch schon im Alter von 50 bis 54 Jahren klagte jeder fünfte Mann über ein mangelndes sexuelles Interesse. Bei Frauen fallen dagegen altersbedingte Veränderungen weniger ins Gewicht. Die größte Lustlosigkeit mit 38 % war bei der Altersgruppe zwischen 35 bis 39 Jahren zu verzeichnen. Bei den 18- bis 24-Jährigen lag sie bei 32 % und bei den 55- bis 59-Jährigen bei 37 %.

Bei alleinstehenden und jüngeren Männern bis zum 40. Lebensjahr kommt eine sexuelle Inappetenz allein, d. h. ohne Verbindung mit anderen Sexualstörungen sehr selten vor. Auch ist bei jüngeren Männern insgesamt gesehen die Appetenz weniger störanfällig als bei Frauen. Appetenzprobleme sind bei Männern meist die Folge von Orgasmus- oder Erektionsstörungen.

54. Sexuelle Lustlosigkeit: Kann sie körperliche Gründe haben?

Ein geringes sexuelles Interesse – und das gilt für beide Geschlechter – ist häufig mit Schwierigkeiten verbunden, sexuelle Erregung oder den Orgasmus zu erreichen. Bei Männern liegt neben dem Appetenzproblem oft eine erektile Dysfunktion oder ein verzögerter Orgasmus vor und bei Frauen eine Erregungsstörung oder eine Dyspareunie (Schmerzen beim Verkehr). Die fehlende sexuelle Lust kann dabei eine Folge der genannten Störungen sein oder umgekehrt, der Appetenzmangel kann auch zu den genannten Dysfunktionen führen. Häufig besteht ein geringes sexuelles Verlangen auch bei psychischen Erkrankungen wie z. B. Depressionen. Auch hier kann eine Depression einem Mangel an Appetenz vorausgehen, manchmal kann er ihr aber auch folgen. Oft ist er auch das erste Symptom einer depressiven Erkrankung.

In seltenen Fällen können einer primären, d. h. schon immer bestehenden sexuellen Lustlosigkeit auch chromosomale oder hormonale körperliche Störungen zugrunde liegen.

Andere organische Ursachen für nachlassende sexuelle Lust können Nebenwirkungen von Pharmaka, aber auch schwere Allgemeinerkrankungen, wie fortgeschrittene Herz-, Nieren- und Atemwegserkrankungen oder auch chronisch-entzündliche und infektiöse Erkrankungen sowie Stoffwechselstörungen und in seltenen Fällen Schilddrüsendysfunktionen sein. Bei Männern sind auch chronische Erkrankungen wie Leberzirrhose durch Alkoholismus und Drogenabhängigkeit von zunehmender Bedeutung. Eine besondere Rolle spielen neurologische Erkrankungen, bei denen es zu einer hirnorganisch bedingten Verminderung der sexuellen Lust kommen kann, wie bei demenziellen Erkrankungen, oder zu genitalen Missempfindungen und Sensibilitätsstörungen, wie bei der Multiplen Sklerose. Bei Frauen kön-

nen selbstverständlich gynäkologische Probleme je nach Schweregrad und Lokalisation zum Verlust des sexuellen Verlangens
führen. Aber auch hormonelle Störungen wie das Östrogenman-
gelsyndrom bei Frauen, kann die Appetenz vermindern, wobei
nicht der Östrogenmangel direkt dafür verantwortlich zu machen
ist, sondern die durch ihn entstehende mangelnde Scheidenfeuchtigkeit und die atrophische Vaginalschleimhaut (Atrophie =
Schwund), durch die der Verkehr dann schmerzhaft wird. Häufig
tritt sekundär dann auch ein aktives sexuelles Vermeidungsverhalten auf. Auch ein Mangel an Androgenen kann bei Frauen
zu sexueller Unlust führen. Dieser kommt vor allem aufgrund des
abrupten Testosteronabfalls bei Frauen vor, bei denen beidseitig
die Eierstöcke entfernt worden sind. Selbstverständlich können
Testosterondefizite auch bei Männern eine Reduktion der sexuellen Appetenz bewirken.

Ebenfalls kommen unter Chemo- und Strahlentherapie oder
unter Antiandrogentherapie bei Männern sowie bei neuroendo-
krinen Erkrankungen wie z. B. dem M. Addison Appetenzverluste
vor.

Was den Einfluss des Menstruationszyklus auf das sexuelle
Interesse betrifft, ergaben etliche Untersuchungen, dass um den
Zeitpunkt des Eisprungs dieses bei den meisten Frauen am größ-
ten ist.

55. Fehlendes sexuelles Interesse: Welche psychischen Faktoren gibt es?

Als psychische Ursachen für Störungen des Sexualverlangens kommen innerseelische Probleme im Bereich der Persönlichkeit, der individuellen Lebensgeschichte und der Sexualentwicklung sowie bewusste und unbewusste Partnerkonflikte in Betracht. Gerade bei Frauen ist das Sexualverlangen in starkem Maße von der Qualität der Partnerschaft abhängig. Manche Beziehungen zerbrechen sogar infolge sexueller Lustlosigkeit oder auch an Unstimmigkeiten darüber, wie häufig sexuelle Kontakte stattfinden sollen. Zu Problemen kommt es auch dann, wenn die Sexualität für die Partner unterschiedliche Funktionen erfüllen soll. So versuchen Männer bei Streitigkeiten in der Partnerschaft eher, Nähe und Zuneigung wieder durch Sexualität herzustellen, während Frauen in der Regel zunächst die Konflikte bereinigen wollen, bevor sie sich zur Sexualität, die sie dann als Ausdruck der Harmonie empfinden, bereit erklären können. Ein Spruch, der dieses Problem auf den Punkt bringt, lautet, dass Männer Sexualität wünschen, wenn sie getröstet werden wollen, und Frauen, wenn sie getröstet sind.

Darüber hinaus kommen auch frühe sexuelle Missbrauchserfahrungen, denen besonders bei Frauen eine hohe Bedeutung zugeschrieben wird, die inzwischen aber auch bei Jungen keine Seltenheit mehr sind, als Ursache in Frage. Bei Männern verbergen sich hinter Appetenzstörungen neben Erektionsproblemen häufig auch soziale und berufliche Faktoren, wie lange Arbeitslosigkeit, berufliche Zurücksetzung und nachlassende Leistungsfähigkeit. Eine damit einhergehende Überforderung kann oft vor allem bei älteren Männern zu starken Selbstwertproblemen, Selbstzweifeln und zu einem Verlust von Energie und Lebensinteresse und in der Folge zu sexueller Lustlosigkeit führen.

In manchen Fällen können auch verdrängte homoerotische Neigungen oder sexuelle Traumatisierungen die Ursache für einen Mangel an Verlangen sein.

Psychische Verursachungen für Lust- und Erregungsstörungen, die oft zusammenhängen, lassen sich auf verschiedenen Ebenen veranschaulichen: Als unmittelbarer Grund i. S. eines Auslösers für die in der konkreten Situation auftretende sexuelle Lusthemmung gilt eine Art Abschaltmechanismus, durch den die aktive Unterdrückung des Sexualverlangens durch negative Gedanken und Vorstellungen stattfindet. Durch einen solchen «turn-off-Effekt» wird eine wirksame sexuelle Stimulation unbewusst verhindert. Dies kann vor allem bei Frauen aus eher an der Oberfläche liegenden Schuldgefühlen, aus sexuellen Hemmungen, aus eher einfachen sexuellen Leistungsängsten oder aus dem übermäßigen Bedürfnis, den Partner befriedigen zu wollen, gleichzeitig aber eigene Bedürfnisse nicht äußern zu können, geschehen. Auch der Sexualmythos, ständig sexuell verfügbar und leistungsfähig sein zu müssen, verhindert spontanes Sexualverlangen und zerstört häufig die Lust. Ursachen auf der mittleren Ebene können unbewusste Ängste vor Erfolg und Lust in der Liebe sowie vor enger und intimer Bindung sein. Als tiefe unbewusste Wurzeln der Lusthemmung gelten innerseelische Konflikte in der Persönlichkeit des Betroffenen sowie schwerwiegende Beziehungsprobleme. Dazu gehören unterschiedliches sexuelles Interesse, Druck von Seiten des Partners und bewusste oder unbewusste Beziehungskonflikte, die das Sexualinteresse blockieren können.

56. Sexuelle Aversion: Kann denn Lust auch lästig sein?

Das Hauptmerkmal der sexuellen Aversion ist die Abneigung gegenüber genitalen Kontakten oder ihre aktive Vermeidung. Allein die Vorstellung sexueller Begegnungen ist bei den Betroffenen mit starken negativen Gefühlen verbunden und sie kann soviel Furcht, Angst oder Widerwillen erzeugen, dass sexuelle Handlungen – manchmal sogar panisch – gemieden werden.

Einige Menschen reagieren nur auf einen bestimmten Aspekt, wie z. B. auf genitale Sekrete oder die vaginale Penetration aversiv, andere dagegen empfinden eine übergreifende Abscheu gegenüber allen sexuellen Reizen, also auch gegenüber Küssen und Berührungen. Viele Patienten versuchen auch, ihre Aversion zu verbergen, indem sie sexuellen Situationen oder ihren Partnern durch verdeckte Strategien, wie z. B. durch ein frühes Zubettgehen, durch Reisen oder ein Vernachlässigen der äußeren Erscheinung aus dem Weg gehen. Aber auch ein übertriebenes berufliches, soziales oder familiäres Engagement und auch der Konsum von Alkohol und Psychopharmaka, können solche Ausweichmanöver darstellen. Die Intensität der Abneigung kann von mäßiger Angst und dem Fehlen jeglicher Lust bis hin zu einem extremen psychischen Leiden reichen. Dieses kann sogar so weit gehen, dass Menschen, die unter einer schweren Ausprägung der sexuellen Aversion leiden, mit Panikattacken und mit Gefühlen des Schreckens, der Ohnmacht sowie mit Körpersymptomen wie Übelkeit, Herzklopfen, Schwindel und Atembeschwerden reagieren, wenn sie mit sexuellen Situationen konfrontiert werden. Eine derart starke sexuelle Aversion wird auch als **Sexualphobie** bezeichnet. Sie führt fast unvermeidlich früher oder später zu einer völligen Vermeidung von Sexualität und damit auch zu Partnerproblemen. Häufig entwickelt sie sich dadurch, dass trotz fehlender sexueller Bedürfnisse oder trotz Schmerzen beim Verkehr sexuelle Aktivitäten ausgeübt werden. Als Ursache kommen aber auch sexuelle Traumata z. B. durch Inzest, sexuellen Missbrauch oder Vergewaltigung in Frage. Auch können eine strenge religiöse Erziehung oder Schmerzen beim ersten Geschlechtsverkehr, die sich in das Gedächtnis eingegraben haben, eine Rolle spielen.

Sexuelle Aversionen treten bei Männern recht selten, bei Frauen jedoch häufiger auf.

Die Behandlung der sexuellen Aversion ist von den zugrunde liegenden Ursachen abhängig. Geht sie mit Panikattacken einher, empfehlen sich angstlösende Medikamente als Begleitbehandlung. Bei traumatischen sexuellen Erfahrungen kann eine Einzelpsychotherapie erforderlich sein. Stehen Probleme in der Partnerschaft im Vordergrund, ist eine Paarberatung oder Sexualtherapie angezeigt.

57. Sexuelle Unlust: Was lässt sich tun gegen den Frust an der Lust?

Besonders bei sexuellen Appetenzstörungen, die nicht schon immer vorhanden waren, sondern die erst sekundär eingetreten sind, ist es wichtig, die Ursachen herauszufinden, um die Behandlung darauf abstellen zu können. Beruht die sexuelle Unlust auf schweren Allgemeinerkrankungen, auf gynäkologischen Problemen oder auf anderen organischen Faktoren, müssen entsprechende medizinisch-therapeutische Maßnahmen eingeleitet werden, um diese Faktoren zu beseitigen. Liegen keine organischen Ursachen zugrunde, sollte in jedem Einzelfall eine psychische Verursachung abgeklärt und eine mögliche psychotherapeutische Behandlung erwogen werden.

Ist eine Psychotherapie nicht möglich oder wird sie von dem Betroffenen nicht gewünscht, kommen bei Männern appetenzsteigernde Präparate wie Yohimbin in Betracht. Allerdings ist die «aphrodisierende» Wirkung wenig zuverlässig und auch wissenschaftlich sehr umstritten. Auf keinen Fall sollten jedoch Drogen wie Amphetamine, Kokain, Cannabis oder Alkohol zur Luststeigerung angewendet oder empfohlen werden, denn bei chronischem Gebrauch hoher Dosierungen solcher «Freizeit-Drogen» tritt eine umgekehrte Wirkung ein. Auch gilt bei Männern eine Therapie mit Sexualhormonen nur dann als angebracht, wenn ein nachgewiesener Mangel besteht. Große Vorsicht ist ebenfalls bei der Anwendung von bestimmten Antidepressiva geboten, die als Nebenwirkung eine Erektionsverbesserung haben. Sie werden von einigen Ärzten aus der Überlegung heraus eingesetzt, dass die sexuelle Lust mit der Behebung der Erektionsprobleme verbessert wird. Sinnvoll ist eine Verordnung jedoch nur dann, wenn sie der Behandlung einer bestehenden psychiatrischen Grunderkrankung dienen soll.

Bei einer ausgeprägten sexualphobischen Symptomatik kann bei beiden Geschlechtern manchmal der vorübergehende Einsatz von angstlösenden Medikamenten (Anxiolytika) eine unterstützende Maßnahme sein. Eine angstreduzierende Medikation sollte jedoch nur im Rahmen eines gesamtpsychotherapeutischen Therapieplanes zur Anwendung kommen.

Gerade bei der Behandlung von sexueller Unlust ist oft eine Kombination verschiedener therapeutischer Strategien entsprechend der hauptsächlichen Ursachen angezeigt. Liegen in erster Linie Beziehungsprobleme zugrunde, sollte der Schwerpunkt auf die Paarprobleme gerichtet sein, so dass eine Partnertherapie sinnvoll ist. Sind psychische Belastungen der Grund, ist eine psychologische Beratung angezeigt. Handelt es sich aber vorwiegend eher um Persönlichkeitsstörungen und Konflikte sowie um Ängste sexueller Art, sollten sie psychotherapeutisch aufgefangen werden. Dies kann in einer Einzeltherapie mit den unterschiedlichsten Verfahren geschehen. In sehr vielen Fällen ist jedoch eine Sexualtherapie, die mit dem Partner gemeinsam durchgeführt, das Mittel der Wahl. Durch eine solche Behandlung wird dem Paar ermöglicht, sich wieder schrittweise an körperliche und sexuelle Kontakte heranzutasten. Dadurch können auch andere zugrunde liegende psychische Problembereiche sichtbar gemacht und bearbeitet werden. Als besonders effektiv hat sich eine nach Masters und Johnson modifizierte Form der Paartherapie bei sexuellen Funktionsstörungen erwiesen.

58. Gesteigertes sexuelles Verlangen: Wieviel Lust ist noch normal?

Das gesteigerte sexuelle Verlangen ist das Gegenteil der sexuellen Appetenzminderung. Ob eine Hypersexualität als Verhaltensauffälligkeit gesehen werden sollte, ist in Fachkreisen umstritten, vor allem, weil es keine klaren Kriterien für eine «normale» Appetenz gibt. Dennoch wurde ein «gesteigertes sexuelles Verlangen» als Störungsbild in die Internationale Krankheitsklassifikation ICD-10 aufgenommen.

Früher wurde ein gesteigertes sexuelles Verlangen bei Männern als Satyriasis bezeichnet. In diesem griechischen Wort ist die Bezeichnung Satyr enthalten. Die Satyrn waren in der griechischen Mythologie dämonische Begleiter des Gottes Bakchos, die als besonders lüstern galten.

Frauen mit gesteigertem sexuellen Interesse nannte man früher Nymphomaninnen. Der Begriff ist aus dem griechischen Wort Nymphe abgeleitet und bedeutet Braut, im Plural aber auch kleine Schamlippen. Das Wort Nymphomanie wird heute meist in abwertender Weise zur Beschreibung einer «Mannstollheit bei Frauen», d. h. eines «zügellosen Dranges» nach Geschlechtsverkehr verwendet.

Im Englischen werden Menschen, die sich selbst als von ihrer «sexuellen Süchtigkeit getrieben» beschreiben, als «over-sexed» bezeichnet.

Wissenschaftlich ist Hypersexualität kaum erforscht worden, weil sie als Störung bisher nicht ernst genommen wurde. Es gibt aber Betroffene, die unter ihr leiden, u. a., weil sich ihr gesteigertes sexuelles Verlangen auch auf andere Bereiche des täglichen Lebens negativ auswirkt. Sie können sich z. B. im Beruf nicht konzentrieren, riskieren zum Teil ihren Arbeitsplatz, den sie verlassen, um sich pornographisches Material zu besorgen oder um sich auf einer Toilette zu treffen, um schnellen Sex zu machen. Auch berichten die Betroffenen, dass ihr sexuelles Bedürfnis nur flüchtig oder oft auch gar nicht gestillt werden kann, so dass es trotz der hohen Orgasmusfrequenz unbefriedigt bleibt. Aus diesem Grunde gehen sie immer wieder neue sexuelle Kontakte ein, stets von der Hoffnung getrieben, dass es dieses Mal Erfüllung findet. Sie bleiben aber weiter leer, da die sexuelle Aktivität unpersönlich und mit wechselnden Partnern ohne emotionale Bindung an sie ausgeübt wird. Bei Männern wird ein solches sexuelles Verhaltensmuster auch als «Don Juanismus» bezeichnet. Dahinter können sich Wünsche nach Selbstbestätigung durch das Erleben der eigenen erotischen Anziehungskraft verbergen. Manchmal liegt aber auch eine Unfähigkeit vor, über andere, nicht erotische Wege, Nähe und Intensität zu erreichen.

Nicht zu verwechseln mit einem gesteigerten sexuellen Verlangen ist ein enthemmtes sexuelles Verhalten, das als Symptom im Rahmen eines hirnorganischen Syndroms, z. B. bei alten Männern, auftreten kann. Ein exzessives sexuelles Verlangen findet sich allerdings auch bei einer Manie, dem Gegenteil der Depression.

Störungen der sexuellen Erregung
59. Sexuelle Erregungsstörungen: Ärger mit der Libido?

Eine sexuelle Erregung entwickelt sich normalerweise beim Vorspiel oder bei anderer Stimulation und führt zu physiologischen Reaktionen, die mit lustvollen Empfindungen und der subjektiven Wahrnehmung der körperlichen Erregung einhergehen.

Unter einer Erregungsstörung werden entsprechend Probleme verstanden, subjektiv im psychischen Erleben oder physiologisch bedingt, erregt zu werden, so dass eine hinreichende Erektion oder genitale Durchblutung und Lubrikation (Scheidenfeuchtigkeit) nicht erreicht werden kann und sich auch das subjektive psychische Erregungsgefühl nicht einstellt. Durch negative Erinnerungen und Vorstellungen oder durch Ängste, Leistungsdruck und Alltagsgedanken ausgelöst, kann eine Erregung nicht nur ausbleiben, sondern eine bereits vorhandene Erregung kann auch abrupt wieder abnehmen. Dies kommt z. B. häufig bei Menschen vor, die sich selbst keinen Genuss erlauben können.

Erregungsstörungen können auf den Geschlechtsverkehr und das Vorspiel beschränkt sein, sie können aber auch alle anderen Stimulationsarten, wie Masturbation, Phantasien, erotische Reize u. a. betreffen. Auf jeden Fall liegt eine Erregungsstörung aber nur dann vor, wenn der Betroffene überhaupt ein Verlangen nach Sexualität erleben kann.

Die Probleme können vom Zeitpunkt der Aufnahme sexueller Aktivitäten an bestehen oder erst später auftreten, d. h. sekundär sein.

Früher wurden für diese Form der Störung die Ausdrücke Frigidität bei Frauen und Impotenz bei Männern verwendet. Beide Bezeichnungen sind heute in der Fachsprache nicht mehr gebräuchlich, weil sie meist im abwertenden Sinne verwendet werden und Unklarheiten hinsichtlich ihrer Definition bestehen.

Manchmal werden Erregungs- und Appetenzprobleme auch als Libidostörungen bezeichnet. Dieser Begriff bezieht sich auf die Theorie von S. FREUD, nach der es einen Sexualtrieb gibt. Da diese Annahme umstritten ist und weil die Vorstellung vom Vorhandensein einer Libido die Umweltbezogenheit sexuellen Verhaltens nur unzureichend berücksichtigt, ist er heute nur noch selten gebräuchlich.

Erregungsstörungen können körperliche und seelische Faktoren zugrunde liegen. Bei **Frauen** sind es überwiegend psychische Gründe wie Unstimmigkeiten in der Partnerschaft, Depressionen und innere seelische Konflikte sowie Stresssituationen, die die Erregung stören. Auch Angst vor Intimität oder Unwissenheit und Unerfahrenheit können eine Rolle spielen. Viele Frauen trauen sich aus Schamgefühlen nicht, dem Partner mitzuteilen, was sie wünschen, und hoffen lieber, dass er es erraten könne. Aber auch verschiedene körperliche Probleme können für weibliche Erregungsstörungen verantwortlich sein. So kann eine Blasen- oder Scheidenentzündung vorliegen oder eine Endometriose. Bei dieser Störung ist die Gebärmutterschleimhaut außerhalb des Uterus vorhanden. Nach den Wechseljahren kann ein Östrogenmangel zu einer trockenen Scheide und zu einer Schrumpfung der Scheidenwände führen. Aber auch Operationen, Strahlen- und Chemotherapie sowie innere und neurologische Erkrankungen können Erregungsstörungen bedingen. Ebenso sind Medikamente, Drogen und Alkohol von nicht unerheblicher Bedeutung.

Bei **Männern** werden erektile Dysfunktionen (Erektionsstörungen) hauptsächlich durch Gefäßveränderungen oder durch anatomische Besonderheiten des Penis sowie durch Nervenstörungen (Verletzungen, Diabetes, Multiple Sklerose, Schlaganfall u. a.), Medikamente (Blutdrucksenker, Psychopharmaka u. a.), Alkohol und Operationen körperlich verursacht. Bei Männern im höheren Lebensalter sind organische Faktoren von größerer Bedeutung, während bei jüngeren Männern in der Regel psychische Gründe, vor allem Depressionen und Leistungsdruck überwiegen. Auch Schuldgefühle, Angst vor Intimität, Unerfahrenheit und Unsicherheiten bezüglich der sexuellen Orientierung spielen eine Rolle. Hormonelle Störungen haben jedoch eine geringere Bedeutung, denn ein zu niedriger Testosteronspiegel führt eher zu einem Abnehmen des Sexualverlangens.

Die Behandlung sexueller Erregungsstörungen hängt von den zugrunde liegenden Ursachen ab. Bei Frauen ist die Frage wichtig, ob sie bei der Selbstbefriedigung zum Orgasmus kommen, bei Männern, ob es im Schlaf oder beim morgendlichen Erwachen Erektionen gibt. Die Antworten lassen Vermutungen zu, ob es sich eher um psychische oder körperliche Gründe handeln wird. Bei organischen Faktoren ist die Beseitigung der körperlichen Störung das oberste Gebot. Ist das Problem eher psychischer Natur, empfiehlt sich eine Einzel- oder Paartherapie je nach Schwerpunkt des Konfliktes.

60. Erregungsstörungen bei Frauen: Warum macht es plötzlich keinen Spaß mehr?

Anders als die äußerlich durch die Erektionsstärke leicht erkennbare männliche Erregung zeigt sich die weibliche sexuelle Erregung im Scheideninneren durch die Feuchtigkeit und das Anschwellen der äußeren Genitalien. Bei Frauen mit Erregungsstörungen entwickelt sich während der sexuellen Stimulierung diese Reaktion nur ungenügend oder sie kommt gar nicht zustande. Die genitale Reizung wird dann oft nur als Berührung empfunden und es entsteht subjektiv kein Lustgefühl.

Für eine sexuelle Erregungsstörung ist es typisch, dass die Erregung meist nur mühsam aufgebaut werden kann und dass die Steigerung dann durch eine einsetzende, mit negativen Gefühlen verbundene Selbstbeobachtung verhindert wird. Es können aber auch plötzliche Gedanken auftreten, wie z. B., was noch zum Kochen benötigt wird oder ähnlich Banales. Manchmal können die Frauen auch schnell erregbar werden, dann setzen aber Alltagsgedanken ein oder es kommen den Frauen Konfliktthemen, die z. B. die Arbeit oder die Familie betreffen, in den Sinn. Zu einem weiteren Erregungsabfall trägt dann bei, dass die Frau verstärkt die gesteigerte Erregung des Partners und seine Orgasmuserwartung an sie wahrnimmt. Dies erzeugt wiederum bei ihr einen Orgasmusdruck, der einen weiteren Abfall der Erregung bewirkt und dann oft in dem enttäuschenden Gefühl endet, unbefriedigt und ausgenutzt worden zu sein. Einige wenige Frauen mit Erregungsstörungen können allerdings einen plötzlichen, wenngleich aber meist nur kurz und schwach verlaufenden Orgasmus erleben. Dies sind aber seltene Ausnahmen, denn fast alle Frauen mit einer Erregungsstörung haben auch Orgasmusprobleme. Es gibt aber auch Frauen mit Erregungsstörungen, die trotz mangelhafter Lubrikation eine hohe psychische sexuelle Erregung verspüren können. Andere Frauen beklagen wiederum das Fehlen des sexuellen Genießens, obwohl die körperliche Erregung vorhanden ist. Für einige Frauen stellt trotz mangelnder Erregung oder fehlendem Orgasmus die Nähe und Intimität mit dem Partner das Wichtigste am sexuellen Erleben dar, so dass sie die Erregungsstörung nicht weiter tragisch nehmen. Etliche Frauen lassen sich, auch ohne sexuell erregt zu sein, aus anderen Gründen auf den Geschlechtsverkehr ein, denn Frauen können ja, anders als Männer, den Koitus jederzeit ausüben.

Bei der Mehrzahl der Frauen mit Erregungsstörungen treten jedoch wegen der mangelnden Scheidenfeuchtigkeit Schmerzen und Missempfindungen auf, die sexuell aversive Gefühle bewirken und Vermeidungsverhalten entstehen lassen können. Entsprechend ist eine Erregungsstörung häufig mit mangelnder sexueller Appetenz, aber auch mit Orgasmusproblemen und Schmerzen beim Geschlechtsverkehr verbunden.

Ein Lubrikationsmangel muss aber nicht immer psychisch bedingt sein, sondern er kann infolge einer lokalen Erkrankung, wie z.b. einer Infektion oder eines Östrogenmangels, z. B. in der Postmenopause, auftreten. Manchmal sind auch Medikamente wie Blutdrucksenker oder Antihistaminika (Antiallergika), aber auch bestimmte Verhütungsmittel die Ursache.

Gelegentliche Schwierigkeiten bei der sexuellen Erregung werden nicht als sexuelle Erregungsstörungen anerkannt. Ebenso wenig wird die Diagnose gestellt, wenn die Erregungsschwierigkeiten auf eine ungeeignete sexuelle Stimulierung, was die Intensität, Dauer und Art betrifft, zurückzuführen ist.

Sexuelle Erregungsstörungen, die isoliert, d. h. ohne andere sexuelle Probleme, auftreten, scheinen bei Frauen eher selten vorzukommen. In Verbindung mit anderen sexuellen Beeinträchtigungen treten sexuelle Erregungsstörungen bei Frauen jedoch recht häufig auf. Schätzungsweise 20 % aller Frauen leiden an Lubrikationsproblemen, wobei diese ab dem 45. Lebensjahr ansteigen. In einer großen Untersuchung (Laumann et al. 1994) gaben knapp die Hälfte aller Frauen an, Schwierigkeiten zu haben, erregt zu werden. Knapp jede dritte Frau hatte auch Probleme, die Erregung aufrecht zu erhalten.

Von Frauen mit sexuellen Missbrauchserfahrungen werden sexuelle Erregungsprobleme sogar von nahezu der Hälfte der Betroffenen genannt. Damit handelt es sich um die zweithäufigste sexuelle Störung.

61. Weibliche Erregungsstörungen: Welche Gründe haben sie?

Als äußerliche, eher oberflächliche Ursachen spielen ungünstige örtliche Verhältnisse, eine ungenügende sexuelle Stimulation, Unerfahrenheit oder Faktoren wie z. B. Zeitdruck eine Rolle. Tiefer liegende Ursachen können Ängste, Persönlichkeitsstörungen und eine mangelnde Beziehungsfähigkeit sein. Darüber hinaus ist die Art und Qualität der Beziehung von entscheidender Bedeutung. Erregungsstörungen können z. B. in Partnerschaften entstehen, in denen durch Ausagieren von Machtkämpfen und Ärger sexuelle Erregung bei der Frau verhindert wird. Aber auch die Sozialisation einer Frau in Bezug auf die Sexualität und Vorstellungen darüber, wie sich eine Frau sexuell zu verhalten hat, können sich als störend auswirken. Gerade Frauen, die einerseits der traditionellen passiv-empfangenden Rolle gerecht werden wollen und die sich andererseits bemühen, sexuell aktiv zu sein, zeigen häufig sexuelle Erregungsstörungen. Sie resultieren daraus, dass diesen Frauen die Befriedigung des Mannes vorrangig erscheint. Gleichzeitig trauen sie sich nicht, ihre eigenen sexuellen Bedürfnisse wahrzunehmen oder sie gar zu äußern. Bei Frauen vor allem der älteren Generation kommt noch der weit verbreitete Mythos hinzu, dass eine anständige Frau keine Lust verspüren darf. Aber auch das gegenteilige Problem, dass Frauen sich besonders unter sexuellem Leistungsdruck fühlen oder sich u. U. auch selber setzen, kann die sexuelle Erregung beeinträchtigen. Dies trifft besonders auf Frauen zu, die «im Bett gut sein wollen», um den Partner an sich zu binden, oder auch auf Frauen, die ihren Selbstwert aus der Qualität einer sexuellen Beziehung ziehen.

In einigen Fällen können aber auch organische Faktoren, vor allem gynäkologische Probleme wie Blasen- und Scheidenentzündungen oder Endometriose, aber auch operative Eingriffe die

Störung bedingen. Die hauptsächlichen körperlichen Ursachen liegen jedoch in der Senkung des Östrogenspiegels sowie in der Schrumpfung der Vaginalschleimhäute mit trockener Scheide, die vor allem in der Meno- oder Postmenopause zu finden ist. Aber auch bei Frauen, denen beidseitig die Eierstöcke entfernt worden sind oder die sich einer Chemo- oder Strahlentherapie im Beckenbereich unterziehen mussten, klagen über fehlende Erregung und ein mangelndes Sexualverlangen. In einigen Fällen sind auch neurologische Erkrankungen und Verletzungen störungsverursachend. Bei der Multiplen Sklerose können vor allem bei einem Schub schwerwiegende Beeinträchtigungen der Erregung, die hauptsächlich auf Missempfindungen im Vaginalbereich, auf Lubrikationsmangel und verminderte Klitorisempfindlichkeit zurückzuführen sind, auftreten. Auch diabetische und alkoholische Neuropathien sowie Lebererkrankungen und ein Diabetes mellitus können den Erregungsprozess beeinträchtigen. Eine Lubrikationsstörung und damit eine Erregungsproblematik kann auch in Verbindung mit der Laktation (Stillzeit) auftreten.

62. Erregungsstörungen bei Frauen: Wie können sie behandelt werden?

Eine Behandlung richtet sich immer nach den vermuteten Ursachen. Sofern die Erregungsstörung nur auf mangelnde Lubrikation zurückzuführen ist, sind Gleitcremes oder Speichel nützliche Hilfsmittel. Bei zugrundeliegenden organischen Faktoren ist die Therapie der Grunderkrankung angezeigt. Liegen psychische Ursachen vor, ist im Einzelfall zu erwägen, ob für die Betroffene eine Einzel- oder Paartherapie in Frage kommt. Die Entscheidung hängt davon ab, ob ein Partnerschaftsproblem im Vordergrund zu sehen ist oder ob individuelle psychische Konflikte die Ursache sind.

Ziel einer jeden Psychotherapie ist neben der Behebung der Grundproblematik, dass die Frau in einer entspannten Atmosphäre ohne Druck schrittweise sexuelle Erregung zu spüren lernt, Hemmungen abbauen kann und dass sie ihre abgewehrten Empfindungen wieder entdecken kann. Darüber hinaus ist es wichtig, dass die Frau ihre eigenen Wünsche auszudrücken lernt und in der Lage ist, sich gegen alles sexuelle Verhalten abzugrenzen, das sie nicht mag.

Insbesondere ist dies für Frauen mit Missbrauchserfahrungen von Bedeutung, denn gerade sie müssen die Sicherheit gewinnen, eine sexuelle Situation jederzeit selbst steuern zu können.

In einigen Fällen ist auch eine Sexualberatung angebracht. Hilfreich erweist sie sich vor allem dann, wenn Wissensdefizite oder Sexualmythen im Spiel sind. Sie kann aber auch der Gewissensentlastung dienen und den Druck wegnehmen, dadurch dass eine Fachautoritätsperson durch das bloße Sprechen über das Problem indirekt die Erlaubnis für das Ausleben der bislang gehemmten Gefühle erteilt.

63. Erektionsstörungen: Warum rührt sich da nichts mehr?

In der Regel ist die sexuelle Erregung bei Männern äußerlich durch die Erektion zu erkennen. Aber nicht immer entspricht die Stärke der Erektion und die Tumeszenz (Anschwellung) des Gliedes auch dem Grad der subjektiv erlebten Erregung. Bei einer anhaltenden oder wiederkehrenden Unfähigkeit, eine ausreichende Erektion zu erlangen oder aufrecht zu erhalten, die für einen befriedigenden Geschlechtsverkehr notwendig ist, liegt eine Erektionsstörung oder auch erektile Dysfunktion genannt, vor. Sie ist eine Störung der Erregungsphase des sexuellen Reaktionszyklus (s. Frage 8), in der als wichtigste Veränderungen beim Mann das Anschwellen und die Erektion des Penis auftreten.

Erektionsstörungen lassen sich hinsichtlich verschiedener Kriterien unterscheiden. Man kann sie nach Ursachen einteilen und ganz grob zwischen organisch bedingten und psychogenen Störungen unterscheiden. Die organisch verursachten Dysfunktionen können wiederum in vaskulär bedingte, in neurogene, in anatomische und in endokrinologische Störungen unterschieden werden. Erektile Dysfunktionen lassen sich aber auch danach unterscheiden, ob ein Mann im Laufe der sexuellen Stimulation gar keine Erektion erreichen kann oder ob sich die einmal erreichte Erektion wieder zurückbildet. Dieses Schema lässt sich wiederum nach dem Zeitpunkt und der Stärke des Erektionsverlustes differenzieren. So tritt bei einigen Männern die Erektionsunfähigkeit bereits zu Beginn des sexuellen Kontaktes auf, während manche Männer klagen, dass nach anfänglich vollständiger Gliedsteife die Erektion nachlässt, wenn sie den Penis einführen wollen. Bei wiederum anderen Männern ist die Erektion für die Penetration zwar ausreichend, sie bildet sich aber vor oder während der koitalen Stoßbewegungen wieder zurück. Manche Männer erreichen eine Erektion auch nur während der Selbstbefriedigung oder beim

Aufwachen. Erektionen, die durch Selbstbefriedigung erzeugt wurden, können ebenfalls zurückgehen, aber dies geschieht relativ selten. Bei den meisten Störungen besteht kein vollständiger Erektionsverlust, sondern die erforderliche Gliedsteife wird nur unzureichend bzw. nur ungenügend lange erreicht. Erektile Dysfunktionen lassen sich auch hinsichtlich ihrer unterschiedlichen Verläufe unterscheiden. Bei einer primären Erektionsstörung, die typischerweise seit der Pubertät besteht, ist die Störung meist chronisch und lebenslang. Diese Form kommt ungefähr bei 5 % bis 8 % der Betroffenen vor. Die sekundäre, also erst erworbene erektile Dysfunktion, tritt meist nach dem 40. Lebensjahr auf. In 15 % bis 30 % der Fälle kann die Dysfunktion wieder von selbst verschwinden. Erektionsprobleme, die nur in bestimmten Situationen auftreten, zeigen meistens einen häufig wiederkehrenden Verlauf, denn sie sind in der Regel von dem Frauentyp oder der Qualität der Partnerbeziehung abhängig.

Grundsätzlich muss zwischen psychogenen, reflektorischen und nächtlichen bzw. morgendlichen Erektionen unterschieden werden. Reflexerektionen werden von Berührungsreizen der Genitalien ausgelöst. Sie halten meist nur kurz an und führen nicht zu den angenehmen körperlichen Gefühlen. Für einen Koitus können sie allerdings oft ausreichend sein. Psychogene Erektionen werden durch psychische Reize und Phantasien ausgelöst.

Männer mit erektilen Dysfunktionen können durchaus morgendliche oder nächtliche Erektionen haben, denn diese sind aufgrund der unterschiedlichen neurogenen Verschaltung nicht unbedingt mit Erektionen vergleichbar, die durch sexuelle Stimulation ausgelöst werden. Für die nächtlichen und morgendlichen Erektionen ist das sympathische Erektionszentrum Th 11 – L 2 **(siehe Frage 45)** verantwortlich und für reflektorische Erektionen das parasympathische Erektionszentrum im Sakralmark S 2 – 4. Aufgrund unterschiedlicher Verletzbarkeit dieser autonomen Nervensysteme haben manche Männer zwar nächtliche, aber keine ausreichende psychogene Erektionen. Früher dachte man, dass das Vorhandensein nächtlicher Erektionen auf einen psychogenen Ursprung erektiler Dysfunktionen schließen lässt. Nach heutigem Wissensstand ist diese Schlussfolgerung aber nicht unbedingt zutreffend.

Das Ausbleiben der Erektion ist im allgemeinen auch mit dem Ausbleiben der Ejakulation verbunden. Nur in seltenen Fällen kommt es zum Samenerguss mit schlaffem Penis. Bei solchen sog.

Emissionen werden die Orgasmen als schwach und wenig befriedigend erlebt.

Da die Vorstellung, «potent zu sein», mehr als nur die sexuelle Erektion erfasst, rufen erektile Dysfunktionen einen enormen Leidensdruck hervor. Vor allem bei jüngeren Männern und bei einer chronischen Störungsform wird durch den Verlust der erektilen Potenz oft das gesamte körperliche, seelische und soziale Selbstwertgefühl erschüttert.

Nur gelegentlich auftretende Erektionsschwierigkeiten, die nicht mit einem deutlichen Leidensdruck oder Problemen in der Beziehung verbunden sind, und die nicht länger als sechs Monate anhaltend oder wiederkehrend bestehen, gelten klinisch nicht als behandlungsbedürftig. Ebenso wird die Diagnose nicht gestellt, wenn die Erektionsstörung auf eine in Intensität, Dauer und Art ungeeignete sexuelle Stimulierung zurückgeht, wobei berücksichtigt werden muss, dass ältere Männer u. U. eine stärkere Stimulierung und mehr Zeit benötigen, um zu einer ausreichenden Erektion zu gelangen.

64. Erektile Dysfunktion: Ist das ein häufiges Problem?

Erektile Dysfunktionen kommen sowohl in der Bevölkerung als auch im klinischen Bereich sehr häufig vor. Aufgrund der heute verfügbaren Daten kann man sogar davon ausgehen, dass sie ein signifikantes Gesundheitsproblem darstellen. In Deutschland leiden gegenwärtig knapp 1,5 Mio. Männer unter einer kompletten erektilen Impotenz. 3,9 Mio. klagen über mittelgradige Erektionsstörungen und geringgradige Erektionsstörungen weisen knapp 2,7 Mio. Männer auf. Damit sind also gegenwärtig insgesamt 8 Mio. Männer in Deutschland von Erektionsproblemen betroffen (Sigusch 2001). Auch amerikanische Studien belegen, dass zwischen vier und neun Prozent der Männer unter Erektionsstörungen leiden. Eine andere verlässliche Untersuchung, bei der die Männer Angaben zu ihren unterschiedlichsten erektilen Zuständen machen sollten, ergab, dass nur knapp die Hälfte aller befragten Männer keine Erektionsschwierigkeiten hatten. Die andere Hälfte der Männer wies eine leichtgradige (17 %), eine mittelgradige (25 %) oder eine komplette erektile Impotenz (25 %) auf.

Erektionsstörungen sind stark vom Alter abhängig. Während 40-Jährige nur mit 5 % über komplette Erektionsstörungen klagen, geben dreifach so viele 70-jährige Männer eine solche Störung an. Unter einer mittelgradigen erektilen Impotenz leiden 17 % der 40-jährigen Männer, aber 34 % der 70-Jährigen. Nur ca. 32 % der 70-Jährigen beschreiben sich als frei von Erektionsstörungen.

Neben dem Alter haben auch bestimmte Krankheiten und Medikamente einen signifikanten Einfluss auf die Erektion. Auch das Ausmaß des Zigarettenrauchens erhöht zum Teil eine erektile Impotenz auf das Doppelte oder Dreifache, sofern bereits bestimmte Krankheiten vorhanden sind oder entsprechende Medikamente eingenommen werden. So treten erektile Dysfunktionen bei 56 % der männlichen Raucher, aber nur bei 21 % der Nichtraucher auf, die wegen Herzkrankheit behandelt werden. Ebenso leiden nur 7,5 % der mit Blutdrucksenkern behandelten Nichtraucher, aber 21 % der Raucher unter kompletter erektiler Impotenz. Ähnlich sieht es bei Männern aus, die wegen Herzerkrankungen medikamentös behandelt werden. 14 % der Nichtraucher, aber 41 % der Raucher leiden unter Impotenz. Selbst eine Arthritis bewirkt bei Rauchern (20 %) und Nichtrauchern (9,4 %) ein unterschiedliches Risiko der Erektionsprobleme.

Unabhängig vom Nikotinkonsum leiden 28 % der Patienten mit Diabetes mellitus und 15 % der wegen Bluthochdruck behandelten Männer unter einer kompletten erektilen Impotenz.

65. Erektionsstörungen: Welche Ursachen haben sie?

Erektionsstörungen sind häufig mit sexueller Angst und einem Gefühl verminderter sexueller Befriedigung sowie mit einem Mangel an Appetenz (Lust) verbunden. Manchmal besteht bei den betroffenen Männern auch schon seit längerer Zeit ein vorzeitiger Samenerguss (Ejaculatio praecox), obwohl dieser gewöhnlich erst *nach* einer Erektionsstörung auftritt. In einzelnen Fällen kann auch ein verzögerter Samenerguss (Ejaculatio retardata) mit einer Erektionsproblematik zusammenhängen. Besonders chronifizierte erektile Dysfunktionen führen sehr oft zu starken Versagensgefühlen und in der Folge zu sexuellem Vermeidungsverhalten.

Über Erregungsstörungen klagen häufig aber auch Männer mit Affektpsychosen (Depression, Manie) und Männer, die bestimmte Medikamente oder Drogen, vor allem Alkohol, einnehmen.

Erektile Dysfunktionen sind in der Regel multifaktoriell bedingt, d. h. sie haben unterschiedliche Ursachen. Meist wirken organische, psychische und soziale Entstehungsbedingungen zusammen und beeinflussen sich wechselseitig. Erektionsstörungen sind außerdem selten spezifisch. Man kann also weder eine ganz bestimmte Ursache für die Störung verantwortlich machen noch vorhersagen, dass bei dem Vorliegen eines speziellen Faktors sich in jedem Falle auch eine Erektionsstörung entwickeln wird.

Trotzdem lässt sich grundsätzlich beobachten, dass (primäre) Erektionsstörungen, die schon seit der Pubertät bestehen, meistens durch psychische Ursachen, durch (unbewusste) homosexuelle, aber auch durch paraphile Neigungen, oder durch hormonelle Erkrankungen bedingt sind. Auch bei jungen Männern sind Erektionsprobleme meist psychischen Ursprungs. Sekundäre, d. h. erst später aufgetretene Erektionsstörungen, die weitaus häufiger vorkommen, haben sehr unterschiedliche Ursachen. So steht als Beispiel für das Zusammenwirken organischer und psychischer

Faktoren bei älteren Männern das Nachlassen der zentralen und peripheren Erregbarkeit im Vordergrund. Dadurch wird das sexuelle System störanfälliger für psychische Einflüsse, die sich durch diese Schwächung leichter zeigen können.

Psychische Ursachen lassen sich im Wesentlichen auf drei Kausalfaktoren zurückführen, die wiederum drei Zeitphasen bzw. biographischen Abschnitten im Leben des betroffenen Mannes zugeordnet werden können. Zu diesen psychischen Ursachen zählen

■ Versagensangst, die sich unmittelbar in der sexuellen Begegnung entwickelt,

■ Lebensereignisse, die der Erektionsstörung in den letzten Monaten oder Jahren vorausgegangen sind und

■ Verletzlichkeiten, die in der Kindheit und/oder in der länger zurückliegenden Lebens- und Entwicklungsgeschichte des betroffenen Mannes geschehen sind.

Das Gewicht dieser drei Bereiche ist bei primären und sekundären Erektionsstörungen unterschiedlich. Sekundäre erektile Dysfunktionen beruhen in erster Linie auf belastenden Lebensereignissen, die über die Versagensangst dann zum Erektionsproblem führen. Zwar können auch sekundären Erektionsstörungen bewusste und unbewusste entwicklungsbedingte innerseelische Konflikte zugrunde liegen, doch spielen diese bei den primären erektilen Dysfunktionen eine viel wichtigere Rolle. Bei diesen lebenslangen Erektionsstörungen führen meist in der Kindheit angelegte neurotische Konflikte und Traumatisierungen dazu, dass eine stabile sexuelle Funktionsfähigkeit erst gar nicht hergestellt werden kann, so dass belastende Lebensereignisse störungsursächlich entsprechend kaum zum Tragen kommen. Allerdings spielen auch bei primären Erektionsstörungen Versagensängste eine Rolle. Besonders bei chronischen erektilen Dysfunktionen ist ein Selbstverstärkungsmechanismus (s. Frage 30), bestehend aus Versagensangst, Leistungsdruck und Vermeidungsverhalten, von großer Bedeutung.

Auch Paarprobleme können störungsverursachend sein. Sie können direkt aus der Partnerbeziehung herrühren oder in Form von tief verwurzelten Ängsten vor Frauen bzw. vor der weiblichen Sexualität im betroffenen Mann innerseelisch vorhanden sein. Bei den Partnerkonfliktthemen, die zu Erektionsproblemen führen, dreht es sich hauptsächlich um Status und Dominanz, um

Probleme mit Intimität und Vertrauen und um Schwierigkeiten mit sexueller Attraktivität und sexuellem Verlangen.

Hinzu kommt, dass etliche erektionsgestörte Männer in ihrem sexuellen Verhalten gegenüber Frauen eine tiefe Unsicherheit und Kompetenzangst erleben. Auch fühlen sich Männer manchmal in belastender Weise allein verantwortlich für die sexuelle Befriedigung ihrer Partnerin. Viele Männer sehen sich durch die verbreiteten überhöhten Vorstellungen von sexueller Leistungsfähigkeit und durch das gestiegene sexuelle Selbstbewusstsein der Frauen unter Druck gesetzt, so dass bei ihnen die Angst entsteht, etwas falsch zu machen. Dazu passt das Ergebnis von Untersuchungen, die gezeigt haben, dass Männer in einer längerfristigen Beziehung mit ihrer Sexualität zufriedener sind und weniger Erektionsstörungen aufweisen.

Als **organische** Ursachen kommen, da der Penis für eine Erektion ausreichend durchblutet sein muss, Gefäßerkrankungen, aber auch Schädigungen der zum Penis hin- oder von dort wegführenden Nerven sowie neurologische und innere Erkrankungen in Betracht. Allerdings ist bei 75 % der erektionsgestörten Männer mit normaler Nervenfunktion der Blutzufluss in den Penis normal, nur das Blut fließt zu schnell wieder ab, so dass der Penis dann erschlafft. Daneben sind auch ein Testosterondefizit, eine Über- oder Unterfunktion der Schilddrüse und degenerative Veränderungen der glatten Schwellkörpermuskulatur des Penis von hauptsächlicher Bedeutung.

Zu den vorwiegenden Grunderkrankungen, die zur erektilen Dysfunktion führen können, zählen der Diabetes mellitus, Bluthochdruck, koronare Herzerkrankungen, Fettstoffwechselstörungen, urologische Erkrankungen und Niereninsuffizienz, Lebererkrankungen, neurologische Störungen wie Morbus Parkinson und Multiple Sklerose, Asthma und Traumen sowie Folgen von Operationen, vor allem des Mastdarm und der Prostata. Aber auch Lebensgewohnheiten wie Rauchen, Alkohol- und Drogenmissbrauch tragen zu erektilen Störungen bei. Zu den die Erektion beeinträchtigenden Medikamenten zählen Blutdrucksenker, Betablocker, Diuretika (harntreibende Mittel), Antidepressiva, Antiepileptika, Neuroleptika und Kortikoide.

Im Alter kommt die erektile Dysfunktion zwar häufiger vor, sie gehört aber nicht zu den natürlichen Alterserscheinungen. Vielmehr geht sie mit Erkrankungen einher, die in diesem Lebensabschnitt zunehmend und gehäuft auftreten.

66. Impotenz: Wie sieht die Behandlung aus?

Gerade bei erektilen Dysfunktionen ist eine genaue Abklärung der Ursachen für eine wirksame Behandlung besonders wichtig. In den Fällen, in denen eine körperliche oder psychiatrische Grunderkrankung die Ursache ist, zielen die therapeutischen Maßnahmen in erster Linie auf deren Beseitigung ab. Auch bei anderen organischen Faktoren richtet sich der Behandlungsschwerpunkt auf die zugrunde liegende medizinische Ursache. Wenn körperliche Gründe differenzialdiagnostisch ausgeschlossen werden können, gilt es, die psychischen Ursachen ausfindig zu machen und ggf. das geeignete psychotherapeutische Verfahren auszuwählen. Dabei trifft der frühere Grundsatz, dass organische Störungen ausschließlich medizinisch und psychogene Störungen nur psychotherapeutisch behandelt werden sollten, heute nicht mehr zu. Selbst bei eindeutig identifizierten organischen Störungsursachen sollten aus einem ganzheitlichen Behandlungsverständnis heraus die somatischen Therapiemaßnahmen auch immer von psychologischer Beratung begleitet sein. Man spricht hierbei von einem somato-psychotherapeutischen Vorgehen. Wie wichtig ein solches zweigleisiges Vorgehen ist, zeigt das Beispiel älterer Männer, bei denen durch organisch bedingte Faktoren das sexuelle System störanfälliger für psychische Einflüsse wird, die sich durch diese Schwächung leichter zeigen können. Hinzu kommt, dass sexuelle Erregungsstörungen in der Regel in Beziehungen auftreten, so dass die Behandlung nicht nur auf den betroffenen Mann gerichtet sein sollte, sondern u. U. auch die Partnerin einbeziehen muss.

Psychogene Erektionsstörungen beruhen neben Versagensangst oft auch auf sexuellen Lerndefiziten und auf der mehr oder weniger bewussten Einnahme der Beobachterrolle, die vor allem die Unsicherheit über die Erektionsfähigkeit noch verstärkt. Gerade für diesen Patientenkreis ist die wiederholte Erfahrung wichtig, dass sich eine abgeklungene Erektion nach einer angemessenen Stimulation wieder einstellt. Auf dem Einüben dieser Funktionen («Teasing-Methode») basieren sexualtherapeutische Behandlungskonzepte, die die Partnerin einbeziehen und im Paar-Setting durchgeführt werden (s. **Frage 99**).

Als somatische Therapiemöglichkeiten stehen heute die

■ Verabreichung von Medikamenten auf oralem, intraurethralem (durch die Harnröhre), (MUSE®), oder intrakavernösem («in den Schwellkörper hinein») Wege (SKAT),

■ die Substitution (= Ausgleich des Mangels) von Testosteron,

■ chirurgische Maßnahmen,

■ die funktionelle Elektromyostimulation des Corpus cavernosum (FEMCC),

■ prothetische Versorgung und

■ mechanische Hilfsmittel zur Verfügung.

Diese Verfahren lassen sich danach unterscheiden, inwieweit der Körper dabei verletzt wird, inwieweit sie also invasiv sind. Man unterteilt

1. nicht-invasive Behandlungen, zu denen z. B. die orale Medikation und mechanische Hilfsmittel zählen,

2. teil-invasive Behandlungen (Injektionen in den Schwellkörper oder in die Harnröhre) und

3. invasive Behandlungen (Penisprothesen-Operationen, Gefäßchirurgie).

Zu den *nicht-invasiven* Behandlungen einer erektilen Dysfunktion gehören die orale Medikation, insbesondere Viagra® mit dem Wirkstoff Sildenafil und Cialis® mit dem Wirkstoff Tadalafil, Aphrodisiaka, Apomorphin sowie Psychopharmaka und mechanische Hilfsmittel wie Vakuumpumpen, Penisringe, Stützkondome, Gleitcremes sowie ggf. Vibratoren zur Auslösung einer Ejakulation durch Stimulation des Anus, aber auch transkutan (= über die Haut) verabreichte Verfahren wie Testosteronpflaster und die funktionelle Elektromyostimulation (FEMCC) des Corpus caverno-sum (Schwellkörper) im Penis mittels transkutaner Verabreichung von Strom.

Als physiotherapeutische Maßnahmen gehört auch das Training der Beckenbodenmuskulatur dazu.

Zu den *teil-invasiven* Behandlungen zählen das Spritzen bestimmter Medikamente in den Schwellkörper des Penis, die sog. Schwellkörperautoinjektions-Therapie (SKAT), und das Einbringen von Prostaglandin E1 (PGE1) direkt in die Harnröhre (MUSE®).

Zu den *invasiven* Behandlungen zählen Operationen, wie das Einsetzen von Penis-Implantaten und gefäßchirurgische Eingriffe zum Ziehen stark erweiterter Penisvenen oder zum Beseitigen von Löchern in den Schwellkörpern, aber auch zur Beseitigung von Arterienverschlüssen und damit zur Verbesserung der Durchblutung der den Penis versorgenden arteriellen Gefäße. Da nur bei einem kleinen Teil der Patienten eine echte venöse Abflussstörung vorliegt, die die Erektionsproblematik hervorruft, sind diese Eingriffe aber sehr umstritten. Als problematisch gelten auch die Penisprothesen, da bei der Operation Zerstörungen des Schwellkörpergewebes entstehen, die nicht mehr reparabel sind. Nach dem Einsetzen des Implantates sind also keine normalen Erektionen mehr möglich und die Patienten bleiben von künftigen verbesserten Therapiemöglichkeiten für immer ausgeschlossen.

67. Potenzmittel: Was ist von Sildenafil (Viagra®), Tadalafil (Cialis®) und Vardenafil (Levitra®) zu halten?

Viagra® mit den Wirkstoff Sildenafil wurde ursprünglich zur Therapie der Koronarinsuffizienz entwickelt. Dabei stellte sich heraus, dass Sildenafil als Nebenwirkung die Erektionen verbessert, so dass diese Substanz später als Mittel zur Therapie der erektilen Dysfunktion weiterentwickelt wurde. Seit 1998 ist Viagra® im Handel und wird seither zur Behandlung von Erektionsstörungen unabhängig von ihren Ursachen eingesetzt. Sildenafil bewirkt allerdings ausschließlich eine Verbesserung der Erektionsfähigkeit, nicht aber der Appetenz. Die Lust wird allenfalls als Folge der wiedererlangten Erektionsfähigkeit gesteigert. Da einige Männer von rascheren Ejakulationen berichten, wird vermutet, dass Sildenafil die Refraktärperiode, also den Zeitraum, in dem eine erneute sexuelle Erregung noch nicht wieder erfolgen kann, verkürzt.

Viagra® ist inzwischen in einer Reihe von Studien wissenschaftlich untersucht worden. Dabei zeigte sich, dass seine Wirksamkeit sehr gut bei erektionsgestörten Patienten mit traumatischen Rückenmarksschädigungen und bei psychisch bedingten Erektionsstörungen ist. Einen guten Effekt hat Viagra® bei Patienten mit diabetesbedingten Erektionsstörungen und Erektionsproblemen nach nervenschonenden Prostata-Operationen. Indikationsbereiche (Anwendungsbereiche) für Viagra® sind auch bluthochdruckbedingte Erektionsstörungen und erektile Dysfunktionen bei älteren Männern mit einer uneindeutigen Genese (Krankheitsentstehung).

In seiner Anwendung scheint Sildenafil relativ sicher zu sein. Allerdings kam es in Verbindung mit der Einnahme von Sildenafil nach seiner Zulassung zu einigen Todesfällen. Absolut kontraindiziert ist die gleichzeitige Gabe von Sildenafil mit nitrathaltigen Pharmaka zur Behandlung von Herzerkrankungen, da es zu gefährlichem Blutdruckabfall kommen kann, da Sildenafil selbst eine geringe blutdrucksenkende Wirkung hat. Patienten mit Herzerkrankungen sollten vor der Sildenafil-Einnahme gründlich kardiologisch untersucht und beraten werden. Als unerwünschte Nebenwirkungen wurden Hitzegefühle, Kopfschmerzen, Dyspepsie (Aufstoßen, Brechreiz, Durchfälle), eine verstopfte Nase und Sehstörungen in Form eines Bläulichsehens im Gesichtsfeldrand genannt. Diese Nebenwirkungen wurden jedoch überwiegend als vorübergehend und mild oder mittelstark beschrieben und klangen ohne spezifische Behandlung ab. Alkohol verstärkt leicht die geringe blutdrucksenkende Wirkung von Sildenafil. Der Wirkungseintritt geschieht bei Sildenafil mit sexueller Stimulation ca. eine halbe bis vier Stunden nach der Einnahme. Der Hersteller empfiehlt, wegen der Möglichkeit stärkerer Nebenwirkungen die Dosierung nicht über eine einmalige tägliche Einnahme zu steigern.

Über Probleme im Rahmen einer Langzeitbehandlung wurde bisher nichts bekannt.

Inzwischen wurde neben Sildenafil, einem selektiven Phosphodiesterasehemmer (PDE-5-Hemmer), noch zwei weitere PDE-5-Hemmer auf den Markt gebracht, die sehr viel schneller (nach 16–20 Minuten) und sehr viel länger (bis zu 24 Stunden) als Sildenafil wirken und eine sehr gute Verträglichkeit haben sollen. Es handelt sich um die Wirkstoffe Tadalafil (Cialis®) und Vardenafil (Levitra®). Die chemischen Strukturen von Sildenafil und Vardenafil sind sich sehr ähnlich. Tadalafil unterscheidet sich von den beiden ersteren vor allem in der Dauer des Wirkungseintrittes. Während Sildenafil und Tadalafil etwa bis zu vier bis fünf Stunden nach der Einnahme wirken, dauert die Wirkung bei Tadalafil bis zu 36 Stunden. Aus diesem Grunde rät der Hersteller von Cialis® ausdrücklich von einer täglichen Einnahme ab. Auch von der gleichzeitigen Einnahme von PDE-5-Hemmern und Alpha-Blockern, die häufig zur Behandlung von prostatabedingten Blasenentleerungsstörungen verordnet werden, wird wegen des starken Blutdruckabfalls abgeraten.

In Vergleichsuntersuchungen der drei Präparate berichteten 81 % der Patienten, die Sildenafil einnahmen, über eine deutliche Verbesserung der Erektionsfähigkeit. Bei Tadalafil waren es 77 % und bei Vardenafil 83 %.

68. Aphrodisiaka:
Sind sie tatsächlich wirksam?

Unter Aphrodisiaka werden Substanzen und Mischungen verstanden, denen eine Steigerung des sexuellen Erlebens und eine Verbesserung der sexuellen Funktionen zugeschrieben wird. Aphrodisiaka umfassen ein breites Spektrum von Mitteln. Pflanzen wie Damiana, Yohimbin, Ginseng, Stechapfel, Bilsenkraut und Muirapuama sowie zahlreiche Gewürze und Duftstoffe bilden den größten Anteil. Aber auch Tiere werden entweder wegen bestimmter chemischer Wirkstoffe (z. B. Cantharidin der spanischen Fliege) oder wegen magischer Zuschreibungen (Tiger, Nashorn, Haselmaus) als Aphrodisiaka verwendet. Auch Mineralien spielen wegen ihrer ihnen zugesprochenen magischen Wirkung als Liebeszauber eine Rolle, ebenso wie bestimmte Lebensmittel, die als sexuell stimulierend gelten wie Sellerie, Fenchel, Meeresfrüchte, Spargel oder Tierhoden. Heute sind zunehmend auch synthetische Wirkstoffe und Drogen verbreitet, da häufig nicht nur eine Steigerung der Appetenz, sondern oft auch eine Senkung von Hemmschwellen, z. B. durch angstlösende Alkoholika oder Psychopharmaka, angestrebt wird.

Die meisten erektionsfördernden Aphrodisiaka wirken, wenn überhaupt, nur aufgrund ihres Placebo-Effektes, d. h., weil man an die Wirkung oder an die Magie der Mittel glaubt. Eine Ausnahme stellt das Yohimbin, ein früher aus der Rinde des afrikanischen Baumes Corynanthe Yohimbe hergestellter Extrakt dar, der heute als chemisch rein herstellbare Substanz (Yohimbin-HCI) erhältlich ist (z. B. Yocon-Glennwood®) und zur Therapie erektiler Dysfunktionen wirksam zu sein scheint, denn in mehreren Studien konnte eine signifikante, wenn auch begrenzte Überlegenheit von Yohimbin-HCI gegenüber Placebo nachgewiesen werden. Die Effektivität von Yohimbin scheint am günstigsten bei Erektionsstörungen zu sein, die weder eindeutig psychisch noch somatisch bedingt sind. Die Wirkung besteht in einer Gefäßerweiterung und Blutdrucksenkung, die in den Organen des kleinen Beckens zu einer Verbesserung der lokalen Durchblutung und der Erregungs- und Erektionsfähigkeit führt. Als unerwünschte Nebenwirkungen, insbesondere bei höherer Dosierung, kann Yohimbin den Blutdruck steigern und innere Unruhe, Nervosität, Händezittern und verstopfte Nase verursachen. Gelegentlich kommt es auch zu Magen- und Darmbeschwerden. Das Medikament sollte mindestens sechs Wochen lang eingenommen werden. Die empfohlene Dosierung liegt bei 3 x 5 mg über drei Tage und dann 3 x 10 mg/Tag. Der Wirkungseintritt beginnt frühestens nach zwei Wochen. Da Yohimbin zahlreiche Stoffwechselwege beeinflusst, ist es nur in sehr niedriger Dosierung frei verkäuflich. Es darf auch nicht z. B. mit Antidepressiva kombiniert werden.

69. Orale Medikation: Helfen Apomorphin, Psychopharmaka und Testosteron bei erektiler Dysfunktion?

Apomorphin ist eine Substanz, die inzwischen ebenfalls zur Behandlung von Erektionsstörungen zugelassen wurde, die aber im Praxisalltag im Vergleich zu Viagra®, Cialis® und Levitra® nur eine unbedeutende Rolle spielt.

Apomorphin ist ein zentral nervös wirkendes Arzneimittel, das Dopamin-Rezeptoren im Gehirn erregt und als Brechmittel angewendet wird. In niedrigerer Dosis stimuliert es aber auch Nervenbahnen, die für die Erektion zuständig sind. Nach oraler Einnahme tritt die Wirkung innerhalb von 10 bis 20 Minuten ein. Als Nebenwirkungen können dosisabhängig Übelkeit, Schwindel und Kopfschmerzen auftreten, die aber nur vorübergehender Art sind. Kontraindikationen werden nicht genannt. Es wird jedoch vor einer Einnahme von Apomorphin seitens der Hersteller gewarnt, wenn Erkrankungen vorliegen, die eine sexuelle Aktivität nicht ratsam erscheinen lassen, wie z. B. eine schwere Angina pectoris u. a. Apomorphin kann bis zu drei Mal täglich mit einem Abstand von acht Stunden eingenommen werden.

In klinischen Studien war im Vergleich zu einer Placebo-Kontrollgruppe bei Patienten unter der Einnahme von Apomorphin eine signifikante Erhöhung einer für einen Koitus ausreichenden Erektionsfähigkeit zu beobachten.

Als Nebenwirkungen von bestimmten **Antidepressiva** wie Trazodon, einem Serotonin-Wiederaufnahme-Hemmer, können eine Zunahme nächtlicher Erektionen und verlängerte Erektionen auftreten. Deshalb werden solche Antidepressiva von einigen Ärzten oft auf umgekehrtem Wege als Medikamente zur Behandlung erektiler Dysfunktionen eingesetzt. In wissenschaftlichen Untersuchungen konnte jedoch bisher kein besserer Therapieeffekt als Placebo nachgewiesen werden. Generell sollten Psychopharmaka jedoch nur zur Behandlung einer vorliegenden psychiatrischen Grunderkrankung eingesetzt werden.

Auch die Gabe von **Testosteron** sollte nur bei einem nachgewiesenen erniedrigten Testosteronspiegel erfolgen, sofern er nicht auf endokrine oder auf andere schwerwiegende organische Ursachen zurückzuführen ist, die die Behandlung der Grunderkrankung erforderlich machen. Außerdem sollte vor Behandlungsbeginn auf jeden Fall ein Prostata-Karzinom ausgeschlossen werden. Auch während der Testosteronbehandlung empfiehlt es sich, entsprechende Kontrolluntersuchungen im Abstand von sechs Monaten durchführen zu lassen.

Eine Testosteron-Substitution kann grundsätzlich oral, transkutan (über die Haut) oder intramuskulär erfolgen. Da die orale Form mit erheblichen Nebenwirkungen, insbesondere einer Leberbelastung, verbunden ist, sollte sie nicht angewendet werden. Empfehlenswerter ist die transkutane (Pflaster) Applikationsweise über die Haut, die allerdings kostspieliger ist als eine intramuskuläre Anwendungsform in wöchentlichen Abständen. Der Vorteil liegt jedoch darin, dass eine Darreichung über die Haut der Rhythmik der Testosteronausschüttung im Tagesverlauf am besten entspricht.

Unter der Testosteronbehandlung sollte regelmäßig überprüft werden, ob der Testosteronspiegel im gewünschten Bereich liegt. Als Nebenwirkungen können Prostatawachstum und eine Vermehrung der roten Blutkörperchen mit der damit verbundenen erhöhten Gefahr eines Schlaganfalls auftreten.

70. Mechanische Erektionshilfen: Wie funktioniert eine Vakuumpumpe, ein Penisring und die funktionelle Elektrostimulation des Corpus cavernosum (FEMCC) eigentlich?

Seit der Einführung von Viagra® haben die relativ unschädlichen Mittel wie Vakuumpumpen und Penisringe praktisch ihre Bedeutung verloren. Sie werden im Prinzip nur noch bei Unverträglichkeiten der oralen Medikation angewendet.

Vakuumvorrichtungen bestehen aus einer Hohlkammer und einer Spritze, einer Pumpe oder einem Rohrstück, die über den schlaffen Penis passen. Mit Hilfe der Spritze oder Pumpe oder durch Ansaugen am Rohr wird ein leichtes Vakuum geschaffen, durch das Blut in die Penisarterien gezogen wird. Ist der Penis dann erigiert, wird ein Spannring angebracht, um zu verhindern, dass das Blut wieder durch die Venen abfließt. Auf diese Weise kann eine Erektion ca. 30 Minuten aufrechterhalten werden, die zum Verkehr ausreichend ist.

Das physikalische Prinzip der Vakuumsysteme besteht also in der Erzeugung eines Unterdrucks in einem Hohlkörper, der relativ luftdicht über den Penis gestülpt wird. Dieser Unterdruck führt zu einem starken Einstrom von venösem Blut in die Corpora cavernosa (Schwellkörper) und somit zu Tumeszenz (Anschwellen) und Rigidität (Steife). Ist diese erreicht, wird eine Bindevorrichtung um die Peniswurzel gelegt und der Hohlkörper entfernt, so dass das in den Schwellkörpern befindliche Blut in diesen «gefangen» ist und damit die Erektion erhalten bleibt. Nach spätestens 30 Minuten muss das Spanngummiband jedoch entfernt werden, um Gewebeschäden zu vermeiden. In den meisten Fällen muss die Benutzung mehrfach über einige Wochen geübt werden, bevor ein zufriedenstellendes Ergebnis erzielt wird. Schätzungsweise 10 % bis 15 % der Patienten mit organisch bedingter erektiler Dysfunktion und deren Partnerinnen akzeptieren diese Methode und wenden sie erfolgreich an. Insbesondere ältere Männer in einer stabilen Partnerschaft scheinen Untersuchungen zufolge für diese Alternative geeignet zu sein.

Nach dem gleichen Prinzip funktionieren die aus Hartgummi oder Leder bestehenden **Penisringe**, mit denen die Erektion aufrecht erhalten werden kann. Der Ring besitzt eine drehbare Öffnung, die es ermöglicht, ihn um den Schaft des Penis unter dem Hodensack zu befestigen. Penisringe werden in verschiedenen Größen hergestellt, um einen richtigen Sitz zu ermöglichen und die Erektion aufrecht erhalten zu können. Einige Penisringe enthalten an der Oberfläche kleine Metallplatten, die einen schwachen, aber andauernden elektrischen Strom erzeugen, sobald Kontakt zur feuchten Oberfläche der Genitalhaut besteht. Ob der Strom einen gewissen stimulierenden Effekt auf die Schwellmechanismen ausübt, ist allerdings nicht bewiesen, denn «Placebo-Ringe», die ähnlich konstruiert waren, aber keine Metallplättchen enthielten, zeigten die gleiche Wirkung.

Penisringe und Vakuumerektionshilfen dürfen nicht bei Blutgerinnungsstörungen mit Blutungsneigung sowie bei Bluterkrankungen mit Thrombenbildung oder bei Einnahme blutverdünnender Medikamente angewendet werden. Auch Penisringe müssen spätestens nach 30 Minuten entfernt werden, und sie dürfen nicht zu eng sein, um Gewebeschäden an Penis und Hoden zu vermeiden.

Zum Entfernen eines zu engen Ringes bei bestehender Erektion sollte zunächst ein gleichmäßiger Druck auf die Eichel ausgeübt, und der Ring nach der Entleerung nach vorne geschoben werden, um den Penis dann nach hinten durch den Ring drücken zu können.

Die sog. funktionelle Elektromyostimulation stellt seit langem eine Standardmethode zur Behandlung von Störungen der Skelett- oder quergestreiften Muskulatur dar. Da es sich bei organisch bedingten Erektionsstörungen oft um eine Erkrankung der glatten Muskelzellen des Schwellkörpers handelt, erschien es naheliegend, dieses Verfahren auch bei dem glattmuskulären kavernösen Gewebe anzuwenden. Dieses Verfahren, das als **funktionelle Elektrostimulation des Corpus cavernosum**, abgekürzt **FEMCC**, bezeichnet wird, erfolgt mittels eines Stimulators über auf den Penisschaft aufgeklebte Oberflächenelektroden. Die

FEMCC sollte mindestens drei Mal/Tag zwanzig Minuten lang durchgeführt werden. Einige Patienten stimulieren während der gesamten Nacht, was ebenfalls zu guten Ergebnissen führt. Auch diese Behandlungsmethode erfordert eine eingehende Unterweisung. Eine mögliche Regeneration der glatten kavernösen Muskelzellen und damit die Rückkehr von spontanen Erektionen erfolgt, wenn überhaupt, jedoch nur bei regelmäßiger Anwendung und nach einem längeren Behandlungszeitraum, der sich über sechs bis neun Monate erstrecken sollte. Unter diesen Bedingungen hat sich das Verfahren als recht erfolgversprechend erwiesen.

71. Schwellkörperautoinjektions-Therapie (SKAT) und MUSE®: Lassen sich Prostaglandin E1 (PGE1), Papaverin und Phentolamin auch in die Schwellkörper oder in die Harnröhre direkt verabreichen?

Ursprünglich wurde die Schwellkörperautoinjektions-Therapie, abgekürzt SKAT, zur Diagnose von Gefäßveränderungen als Ursache sexueller Funktionsstörungen angewendet. Die Methode besteht darin, dass vaso-aktive Pharmaka in den Penisschwellkörper injiziert werden, wodurch eine künstliche Erektion erreicht werden kann. Je nachdem, wie intakt der Schwellkörper ist, lässt sich durch die intrakavernöse Injektion rasch oder langsam eine unvollständige oder vollständige Erektion herbeiführen und diagnostisch verwerten. Inzwischen wird die Schwellkörperautoinjektions-Therapie zur Behandlung erektiler Dysfunktionen eingesetzt.

Die SKAT-Technik ist nicht schmerzhaft. Sie wird dem Patienten meist während eines stationären Aufenthaltes gezeigt, so dass er sie bei Bedarf zu Hause selbst anwenden kann. Normalerweise entwickelt sich die Erektion zehn bis zwanzig Minuten nach der Injektion. Je nach Dosierung hält die Gliedsteife zwischen zwanzig und sechzig Minuten an.

Als Mittel der Wahl zur intrakavernösen Therapie gilt heute die Injektion von Prostaglandin E1 (PGE1) (z. B. Caverject®, Viridal®). Aber auch eine Kombination von Papaverin, Phentolamin, (Alpha-Blocker) PGE1 und auch mit Atropin als Vierfach-Kombination wurde inzwischen mit allerdings noch unklarem Ergebnis getestet. Papaverin ist ein natürlicherweise in Opium vorkommendes, auch synthetisch herstellbares Alkaloid mit krampflösender Wirkung. Ebenfalls in der Erprobung befinden sich alternative Substanzen, deren Wirksamkeit und Nebenwirkungen allerdings noch detaillierter erforscht werden müssen.

Als unerwünschte Nebenwirkung kann vor allem unter Papaverin als Einzelsubstanz ein Priapismus, also eine sehr stark verlängerte Erektion auftreten, die spätestens nach sechs Stunden behandelt werden muss, um eine irreversible Gewebszerstörung zu vermeiden. Bei der Kombination von Papaverin plus Phentolamin wurden verlängerte Erektionen weniger häufig festgestellt.

Als Nachteil der SKAT-Technik wird die Applikationsform (Anwendung) und Wirkweise empfunden, denn die Erektion tritt in jedem Fall, somit auch unabhängig von der sexuellen Gestimmtheit des Patienten auf. Auch wird von Spontanerektionen und von Ablehnung dieser Behandlungsform durch die Partnerinnen berichtet (Beier et al. 2005). Auch kommt es häufiger zu Schmerzen in der Injektionsstelle und Fibrosierungen (Bindegewebsvermehrungen) im Schwellkörper.

Eine andere Behandlungsmöglichkeit bei Erektionsstörungen besteht darin, Prostglandin E1 oder den chemischen Abkömmling Alpostradil mit einem speziellen Applikator direkt in die Harnröhre (Urethra) einzuführen. Das Verfahren wird als **M**edizinisches **U**rethrales **S**ystem zur **E**rektion mit dem Handelsnamen MUSE® bezeichnet und ist seit 1999 mit einer hohen Akzeptanz bei den Anwendern und einer relativ guten Verträglichkeit zugelassen. Die Anwendung erfolgt mit Hilfe eines sterilen biegsamen Röhrchens als Einmal-Applikator, das nach einer Blasenentleerung ca. 3 cm tief in die Harnröhre eingebracht wird. Durch einen Auslöseknopf wird die Substanz, die sich am Ende des Stäbchens befindet, freigesetzt. Nach 5 bis 20 Minuten tritt die Erektion ein, die 70 bis 80 Minuten anhalten soll.

Als Nebenwirkung treten bei ca. einem Drittel der Fälle Schmerzen im Penis und bei ca. 10 % in der Harnröhre auf. Seltener kommt es zu Hodenschmerzen, Harnröhrenblutungen oder dosisabhängig zu anderen Beschwerden wie Schwindel und Blutdruckabfall.

72. Chirurgische Behandlung: Sind Penisprothesen und gefäßoperative Maßnahmen eine Lösung?

Unter **Penisprothesen** werden Implantate verstanden, die in die Penisschwellkörper eingepflanzt werden. Dabei kommt es zu einer nicht mehr rückgängig zu machenden Zerstörung des Schwellkörpergewebes. Nach dem Eingriff kann keine normale Erektion mehr erfolgen. Auch ist der operierte Mann von allen Neuentwicklungen und weiteren nicht-prothetischen Therapiemöglichkeiten ausgeschlossen. Aus diesem Grunde sollte das Einsetzen einer Penisprothese nur als allerletzte Maßnahme in Erwägung gezogen werden, wenn pharmakologische und andere Behandlungsmöglichkeiten nicht in Frage kommen. Wegen der Endgültigkeit des Eingriffes ist die Aufklärung über die verschiedenen Prothesentypen und ihre Vor- und Nachteile sehr wichtig.

Grundsätzlich lassen sich drei Modelle unterscheiden:

- die Implantation starrer Silikonstäbchen, die eine permanente Erektion bewirken.

- Das Einsetzen halbstarrer oder biegsamer Kunststoffstäbe, die entlang des Penis verlaufen, am Ende aber flexibel sind, so dass der Penis gedreht werden kann, wenn er nicht «in Gebrauch» ist. Der Vorteil dieser Methode ist, dass der Penis nach unten gebogen werden und der Mann normale Kleidung tragen kann sowie der unkomplizierte Einbau. Nachteilig ist jedoch die wenig feste Erektion, die mangelnde Umfangszunahme des Penis und evtl. eintretende Ermüdungsbrüche.

- Das Einsetzen hydraulischer Implantate. Sie bestehen aus zwei im Penis implantierten Silikonzylindern, die über ein Pumpsystem aus einem Flüssigkeitsreservoir unter der Bauchdecke im kleinen Becken mit Pumpbällchen im Hodensack aufgefüllt werden. Ein solches hydraulisches Implantatmodell hat also drei Kammern. Um eine Erektion zu erreichen, wird über ein Schlauchsystem aus dem Flüssigkeitsreservoir im Bauchraum mit einer Pumpe im Hodensack Flüssigkeit in die beiden im Penis implantierten Silikonballons gepumpt. Nach dem Geschlechtsverkehr wird die Flüssigkeit durch den Druck auf das Ventil im unteren Bereich der Pumpe auf dem gleichen Weg wieder zurückgeleitet. Der Vorteil dieser Methode ist, dass sich eine künstliche Gliedsteife entwickeln und zurückbilden lässt. Nachteilig ist der technische Umgang mit der Pumpe und evtl. auftretende mechanische Defekte sowie Entzündungen und Schmerzen. Auch ist die Operation wesentlich komplizierter und sie ist erheblich teurer. Der Vorteil gegenüber den starren oder halbstarren Silikonstäbchen besteht in der Kontrollierbarkeit der Erektion, die durch den einfachen Druck auf den Pumpmechanismus im Hodensack hergestellt oder rückgängig gemacht werden kann.

Penisimplantate werden seit über 30 Jahren chirurgisch eingesetzt.

Das häufige Vorkommen von Gefäßveränderungen bei Männern mit Erektionsschwierigkeiten führte zu der allerdings umstrittenen Annahme, dass Gefäßanomalien für die Störung der Erektionsfähigkeit verantwortlich seien. Aufgrund dessen werden **gefäßchirurgische Maßnahmen** zur allgemeinen Verbesserung der Durchblutung der den Penis versorgenden arteriellen Gefäße durchgeführt. Da jedoch nur bei einem kleinen Teil der Patienten eine echte venöse Abflussstörung vorliegt, die die Erektionsschwierigkeiten hervorruft, gelten diese Behandlungen als wenig erfolgversprechend.

73. Priapismus: Was ist zu tun, wenn die Erektion bestehen bleibt?

Unter einem Priapismus wird eine mehr als 2 Stunden lang andauernde, schmerzhafte, nicht von sexueller Erregung, Orgasmus oder Ejakulation begleitete Erektion des Penis verstanden. Besteht die Erektion länger als 6 Stunden, gilt ein Priapismus als urologischer Notfall, da sich irreversible Schwellkörperschäden bilden können, die zur Impotenz führen. Die Behandlung erfolgt medikamentös durch Injektion von Alpha-Sympathomimetika in die Schwellkörper und durch lokale Gerinnungshemmung. Ggf. wird auch die operative Schaffung eines venösen Abflusses in die Beinvene erforderlich. Die Behandlung sollte so rasch wie möglich einsetzen, um Schwellkörperthrombosen mit Narbenbildung und nachfolgenden Erektionsstörungen bis hin zu Impotenz zu vermeiden. Ohne Behandlung kann ein Priapismus zwei bis 14 Wochen lang andauern.

Ein Priapismus kann vielfältige Auslöser haben. In sehr seltenen Fällen ist er psychisch bedingt. Als organische Auslöser kommen unterschiedliche Erkrankungen, wie lokale Reizzustände z. B. bei Gonorrhoe, Gerinnungsstörungen wie z. B. bei Leukämie, Durchblutungsstörungen wie z. B. bei Diabetes mellitus oder auch nach langdauernder Abschnürung des Penis bei sexuellen Aktivitäten oder Rückenmarkschädigungen, z. B. bei Querschnittslähmung, in Betracht. Auch Tumoren als Abflusshindernis und Entzündungen der Schwellkörper, der Harnröhre oder der Prostata können eine schmerzhafte Dauererektion hervorrufen. Ein Priapismus kann aber auch als Folge einer medikamentösen Therapie wie z. B. bei der Schwellkörperautoinjektions-Therapie, manchmal auch als Folge von Antidepressiva (Trazodon) oder, wenn auch sehr selten, nach Einnahme von Sildenafil (Viagra®) entstehen.

Äußerlich sieht der schmerzhafte, dauererigierte Penis stark geschwollen und blau verfärbt aus. Die Eichel bleibt aber normal, denn sie und der Harnröhrenschwellkörper sind nicht betroffen. Erst nach dem Verschluss der arteriellen Zuflüsse erschlafft der Penis.

Die akute Hilfe beim Priapismus besteht darin, das überschüssige Blut mit Hilfe von Nadel und Spritze abzuziehen und die Gefäße anschließend mit Flüssigkeit auszuspülen, um etwaige Blutgerinsel auszuwaschen oder andere Verlegungen zu beheben. Ansonsten hängt die Behandlung des Priapismus von der jeweiligen Ursache und der Dauer seines Bestehens ab. Ist ein Medikament für die Störung verantwortlich, muss es sofort abgesetzt werden. Bei einer Nervenschädigung hilft es oft, wenn die Nerven an ihrem Austrittsort aus der Wirbelsäule dauerhaft betäubt werden. Ist ein Blutgerinsel hingegen die Ursache, muss es chirurgisch entfernt werden. Manchmal muss als chirurgische Maßnahme ein Shunt, d. h. eine «Kurzschlussverbindung» zwischen arteriellen und venösen Blutgefäßen eingesetzt werden, um den Penis wieder normal zu durchbluten. Spricht der Priapismus nicht schnell genug auf die Behandlung an, ist die Wahrscheinlichkeit gering, dass die erektile Funktionsfähigkeit erhalten werden kann.

74. Orgasmusstörung: Ist sie gelegentlich nicht ganz normal?

Als Orgasmusstörung wird bei beiden Geschlechtern eine anhaltende oder wiederkehrende Verzögerung oder ein Fehlen der Befriedigung nach einer normalen sexuellen Erregungsphase und angemessener Stimulierung bezeichnet. Früher wurden weibliche und männliche Orgasmusstörungen als gehemmter Orgasmus bezeichnet. Gelegentliche Orgasmusprobleme kommen häufiger vor und gelten nicht als Störung.

Bei Frauen kommt die Unterscheidung hinzu, ob die Orgasmushemmung nur beim Koitus oder auch bei anderen Stimulationsformen auftritt. Beim Verkehr kommen nicht einmal die Hälfte aller Frauen fast immer oder immer zum Orgasmus. Durch Stimulierung der Klitoris können jedoch die meisten Frauen einen Orgasmus erreichen. Ca. 90 % der Frauen sind also «irgendwie» orgasmusfähig. Zum «Problem» wird bei einer Frau ein ausbleibender Höhepunkt häufig nur erst dann, wenn sie oder ihr Partner oder beide erwarten, dass sie beim Geschlechtsverkehr einen Orgasmus bekommt oder wenn eigene oder fremde Normen und Orgasmusmythen ins Spiel kommen. Beim Geschlechtsverkehr kommen verschiedenen Studien zufolge ca. 40 % der Frauen meistens, und ein Viertel manchmal, 5 % selten und 4 % nie zum Orgasmus.

Eine Anorgasmie kann lebenslang bestehen, also primär sein, oder sekundär und nur in bestimmten Situationen oder mit bestimmten Partnern auftreten.

Bei Frauen sind die meisten Orgasmusstörungen eher lebenslang als erworben, denn wenn eine Frau einmal gelernt hat, wie sie zum Höhepunkt – auch mehrfach – kommen kann, verliert sie diese Fähigkeit meist nicht mehr, es sei denn, es haben einschneidende traumatische Erlebnisse stattgefunden. Auf der anderen Seite steigt bei Frauen die Orgasmusfähigkeit oft mit dem Alter an, wenn sie eine breitere Stimulationsvielfalt erfahren und den eigenen Körper besser kennengelernt haben. Um zum Höhepunkt zu gelangen, brauchen Frauen allerdings in der Regel eine längere Stimulation als Männer. Die intensivsten Orgasmen scheinen bei Frauen Untersuchungen von Masters und Johnson zufolge bei der Selbstbefriedigung zu entstehen.

Beim gesunden Mann ist der Orgasmus an den Samenerguss gebunden, so dass männliche Orgasmusstörungen Probleme bei der Ejakulation bedeuten, die zu früh, verzögert oder gar nicht kommen kann. Entsprechend umfassen die Orgasmusstörungen des Mannes zwei gegensätzliche Symptombilder: den vorzeitigen Orgasmus bzw. Erguss (Ejaculatio praecox) und den gehemmten Samenerguss bzw. Orgasmus (Ejaculatio tarda).

Bei der **vorzeitigen Ejakulation** handelt es sich um einen zu frühen Samenerguss, d. h. die Ejakulation erfolgt vor, während oder kurz nach der Penetration.

Kennzeichnend für den **gehemmten Orgasmus** ist, dass der Mann trotzdem er sexuell erregt ist, erst nach sehr langem Geschlechtsverkehr oder überhaupt nicht zum Orgasmus kommen kann. Das Problem betrifft in der Regel nur den Koitus. Einige Männer haben das Gefühl, kurz vor dem Höhepunkt zu stehen, erreichen ihn dann aber nicht. Andere Männer haben von vornherein die Gewissheit, die Orgasmusschwelle nicht überschreiten zu können. Manche Männer können bei der Masturbation oder auch dann, wenn sie durch die Partnerin manuell oder oral stimuliert werden, leichter zum Orgasmus kommen. In den schwersten Fällen, die allerdings recht selten sind, wird ein Orgasmus nur beim Erwachen aus einem erotischen Traum erlebt. Das sexuelle Verlangen und die Fähigkeit zur Erektion sind in der Regel aber nicht gestört. Im typischen Fall endet eine Orgasmushemmung des Mannes für beide Partner mit völliger körperlicher Erschöpfung nach zum Teil über eine Stunde und länger dauerndem Versuch, den Höhepunkt durch heftige Bewegungen erzwingen zu wollen.

Eigentlich handelt es sich bei der Orgasmushemmung um zwei Störungsformen, nämlich um den verzögerten und den ausbleibenden Orgasmus. Bei der **verzögerten Ejakulation** erfolgt der Höhepunkt erst nach langer und mühsam empfundener Reizung. Beim **ausbleibenden Orgasmus mit fehlendem Samenerguss** (Ejaculatio deficiens sine orgasmo) kommt es trotz intensiver und anhaltender Reizung des Penis zu keiner Ejakulation und auch das Orgasmuserleben bleibt aus. Dieses Störungsbild gibt es sehr viel seltener. Es kann praktikabhängig und situativ variieren.

Eine andere Orgasmusstörung des Mannes ist die **Ejakulation ohne Orgasmus** (Ejaculatio sine orgasmo). Auch dieses Störungsbild kommt äußerst selten vor. Die betroffenen Männer erleben den Samenerguss ohne innere Berührung, ohne ein Lust- und Orgasmusgefühl und ohne die mit ihm physiologisch verbundenen pulsierenden Muskelkontraktionen, so dass es zum Teil nur zu einem bloßen Herausfließen des Samens (Emission) kommt.

Bei einer weiteren Orgasmusstörung des Mannes, der **retrograden Ejakulation,** erfolgt der Samenerguss nicht durch die Harnröhre nach außen, sondern rückwärts in die Blase. Im Gegensatz zum ausbleibenden Samenerguss werden aber Höhepunkt und sexuelle Befriedigung erlebt, so dass kein psychischer Leidensdruck besteht, falls nicht ein Kinderwunsch bei einem der Partner eine Rolle spielt.

Im Erleben ähnlich dem Samenerguss in die Blase ist der ebenfalls selten vorkommende sog. **trockene Orgasmus,** bei dem es nicht zum Samenerguss, wohl aber zum Höhepunkt kommt.

Eine vorwiegend organisch und nur in sehr seltenen Fällen psychisch bedingte Störung ist die **Spermatorrhoe,** bei der der Samen auch ohne sexuelle Aktivität und ohne Orgasmuserleben schlichtweg nur herausfließt.

75. Weibliche Anorgasmie: Ein Orgasmus gilt nur vaginal?

Eine Orgasmushemmung bei Frauen tritt häufig zusammen mit einer mehr oder weniger stark ausgeprägten Erregungsstörung auf. Sie kann aber auch mit einer unbeeinträchtigten sexuellen Erregbarkeit einhergehen. Bei dieser «reinen» Form der Anorgasmie verspüren die Frauen sexuelle Lust und sie genießen auch den Geschlechtsverkehr, sie kommen aber trotz langer und intensiver Stimulation nicht über die Plateauphase hinaus. Oft beklagen die betroffenen Frauen, dass ihre Erregung «auf einem Punkt stehen bleibt» bzw. dass «der letzte Kick fehlt», obwohl bewusst die innere Bereitschaft zum Erleben des Höhepunktes vorhanden ist. Ohne Orgasmus dauert die Rückbildungsphase sehr viel länger, oft Stunden, und es kann zu Missempfindungen und Schmerzen im Genitalbereich kommen, wenn die Erregung vorher stark gewesen war. Unter einer Orgasmusstörung leiden ca. 30 % aller Frauen.

Weibliche Orgasmusprobleme lassen sich nach primären, koitalen und partnerbezogenen Störungen unterscheiden. Auch weist anders als bei Männern die Orgasmusfähigkeit der Frauen eine große Bandbreite auf, gemessen daran, wie häufig und intensiv der Höhepunkt beim Geschlechtsverkehr erlebt wird. Verschiedenen Studien zufolge kommen nicht einmal die Hälfte aller Frauen immer oder fast immer beim Geschlechtsverkehr zum Orgasmus. Einige Frauen können bei keiner sexuellen Praktik einen Orgasmus erleben (5 % bis 10 %), andere erreichen ihn bei der Selbstbefriedigung, nicht aber in Anwesenheit des Partners. Wiederum sind manche Frauen nicht beim Geschlechtsverkehr, wohl aber bei anderen Stimulationsformen orgasmusfähig. Orgasmusprobleme können aber auch Masturbation und Petting betreffen. Meist handelt es sich in solchen Fällen um eine primäre Störung.

Der subjektive Leidensdruck der Frauen, die nur hin und wieder einen Orgasmus haben, ist situations- und stimmungsabhängig verschieden. In der Regel wird ein gelegentlich ausbleibender Orgasmus nicht als Problem erlebt, sofern der Partner dies genauso sieht und sich nicht in seiner Männlichkeit gekränkt fühlt oder Druck ausübt. Die meisten Frauen, die durch Geschlechtsverkehr nicht orgasmusfähig sind, lassen sich vor und nach dem Koitus manuell oder oral zum Orgasmus bringen oder stimulieren sich selbst zum Höhepunkt. Schätzungsweise 95 % der Frauen können auf irgendeine Weise zum Orgasmus kommen.

Jeder Orgasmus wird physiologisch direkt oder indirekt durch eine Klitorisstimulation ausgelöst, aber Frauen erleben den Orgasmus durch manuelle Klitorisreizung subjektiv anders als durch den Geschlechtsverkehr. Dies hängt aber mit dem intimen Augenblick der Nähe, dem Gefühl des sich Öffnens, der Vereinigung und dem gemeinsamen Erleben, und nicht mit der Stimulationstechnik zusammen, denn das physiologische Reaktionsmuster ist bei beiden Orgasmusarten gleich. Deshalb gilt die Freud'sche Annahme des reifen vaginalen und des minderwertigen klitoralen Orgasmus inzwischen auch wissenschaftlich als längst überholt.

Statt dessen wird heute von einer individuell unterschiedlichen Orgasmusschwelle bei Frauen ausgegangen. Wenn sie niedrig ist, kann die Befriedigung durch koitale Reizung oder in Extremfällen schon durch Phantasien erlangt werden. Bei einer hohen Orgasmusschwelle kann der Höhepunkt erst durch intensive direkte Klitorisreizung erreicht werden. Ungefähr 20 % bis 30 % der Frauen gelingt es, einen Orgasmus nur über den Koitus zu erlangen. 50 % bis 60 % bedürfen einer zusätzlichen Klitorisreizung. Was die Orgasmushäufigkeit beim Verkehr betrifft, zeigen übereinstimmende Studien, dass 20 % bis 25 % der unter 40-jährigen Frauen manchmal (in 1 bis 3 von 10 Koitusfällen), 25 % bis 30 % oft (in 4 bis 7 von 10 Koitusfällen) und 40 % bis 50 % der Frauen fast immer oder immer (in 8 oder mehr von 10 Koitusfällen) einen Orgasmus beim Verkehr erreichen können.

Bildhaft lassen sich Orgasmusauslösungsart und Häufigkeit am besten in Form einer Glockenkurve bzw. Normalverteilung vorstellen. An deren einem Pol befinden sich diejenigen Frauen, die nie einen Orgasmus erlebt haben, gefolgt von denjenigen Frauen, die nur ohne Partner durch Selbstbefriedigung einen Höhepunkt erreichen und zur Mitte liegend Frauen, die durch gezielte klitorale Stimulation im Gegenwart des Partners orgasmusfähig sind oder die dazu eine längere koitale Stimulation benötigen. Dies gelingt den meisten Frauen. Im wiederabfallenden Bereich der Glocke befinden sich diejenigen Frauen, die durch Koitus schnell einen Orgasmus erreichen und am Endpol Frauen, die allein durch Phantasietätigkeit oder Bruststimulation zum Höhepunkt gelangen können.

Für viele Frauen ist allein das sexuelle Zusammensein mit einem Partner die wichtigste und befriedigendste Form sexueller Erfüllung, unabhängig vom Orgasmuserleben Entsprechend ist auch kein eindeutiger Zusammenhang zwischen dem Erreichen eines Höhepunktes und einem erfüllten Sexualerleben wissenschaftlich festzustellen. Andererseits täuscht eine große Zahl von Frauen aufgrund der Orgasmusmythen einen Höhepunkt vor. Mehr als die Hälfte der Frauen berichteten in Studien, schon einmal einen Orgasmus vorgespielt zu haben. Dies scheint nur deshalb möglich zu sein, weil viele Männer nicht in der Lage sind, den Unterschied an typischen Merkmalen zu erkennen.

76. Weibliche Orgasmusstörung: Welche Erklärungen gibt es denn?

Weibliche Anorgasmie kann unterschiedliche Gründe haben. Sie hängen auch davon ab, ob die Störung primär, also lebenslang ist, oder ob sie erst später und partnerbedingt oder situativ aufgetreten ist. Situative Orgasmusstörungen gehen bei vielen Frauen häufig auch mit Erregungsstörungen und sexueller Unlust einher. Generell sind bei weiblichen Orgasmusproblemen meist unterschiedliche Formen von Angst wirksam. So können intime Beziehungen z. B. als bedrohlich erlebt werden, wenn sie aufgrund einer problematischen Mutterbeziehung unbewusst die frühere enge Verbindung mit ihr wiederbeleben, denn, um Intimität zulassen zu können, bedarf es klarer innerer Grenzen. Andernfalls kann die sexuelle Vereinigung unbewusste Ängste vor Verschmelzen oder dem Verschlungenwerden entstehen lassen. Solche unbewussten Phantasien können dann auf den Partner übertragen werden und zur Abwehr führen, die sich als Feindseligkeit gegenüber dem Partner äußern kann. Ein gehemmter Orgasmus wäre dann aus psychoanalytischer Sicht die neurotische Lösung des inneren Konfliktes. Andere Überlegungen gehen davon aus, dass die Qualität der frühen Vater-Tochter-Beziehung von Bedeutung ist, denn anorgastische Frauen haben einer Studie zufolge ihr erstes Liebesobjekt, besonders den Vater, häufig als unzuverlässig erlebt, so dass sie ihre Erfahrungen und Verlustängste auf spätere Männer, die sie lieben, übertragen. Als Folge entsteht die Unfähigkeit, sich im Orgasmus fallen zu lassen. Dass stark kontrollierte Frauen häufiger orgasmusunfähig sind, bestätigt sich auch bei sexuell missbrauchten Frauen, für die ein Kontrollverlust extrem bedrohlich ist.

Ein weiterer Hemmfaktor für das Orgasmuserleben ist ständige Selbstbeobachtung und ein gedankliches Fixiertsein auf das Erreichen des Höhepunktes.

Untersuchungen zufolge zeigen Frauen mit Orgasmusproblemen auch eine negativere Einstellung gegenüber der Selbstbefriedigung. Auch fällt es ihnen schwer, ihren Wunsch nach direkter klitoraler Stimulation durch einen Partner vernehmlich zu äußern. Hinzu kommt, dass Frauen mit Orgasmusproblemen häufig unter sexuellen Schuldgefühlen leiden und in Sexualmythen verhaftet sind. Orgasmusstörungen können selbstverständlich auch durch eine real erlebte Angst oder durch einen erlittenen Schmerz, z. B. nach traumatischer Erfahrung, aversiv konditioniert worden sein.

Als organische Ursachen kommen Beeinträchtigungen derjenigen nervalen Strukturen oder Mechanismen in Frage, die den Orgasmusreflex vermitteln. Die häufigsten geschehen durch Medikamente und Drogen, aber auch durch hohe Mengen von Alkohol. Unter den neurologischen Erkrankungen hat die Multiple Sklerose eine große Bedeutung, aber auch Schädigungen peripherer Nerven bei diabetischen oder alkoholischen Neuropathien haben negative Auswirkungen. Bei Frauen mit Rückenmarksschädigungen, entfernter Scheide oder vaginalen Operationen sind Orgasmusstörungen fast die Regel. Allerdings gibt es durchaus auch Frauen, die trotz der genannten Faktoren orgasmusfähig sind. Daran zeigt sich wieder einmal mehr, dass die Ursachen sexueller Probleme multifaktoriell sind und in einer biopsychosozialen Wechselwirkung stehen.

77. Behandlung weiblicher Orgasmushemmung: Welche Möglichkeiten stehen zur Verfügung?

Die Behandlung hängt davon ab, ob eine Frau noch nie einen Orgasmus erlebt hat, oder ob die Orgasmusprobleme nur beim Koitus oder situativ und auf den Partner bezogen auftreten. Für alle Störungsformen ist es wichtig, die betroffenen Frauen von ihrem Fixiertsein auf das Orgasmuserleben loszulösen und sie von der meist damit verbundenen Neigung zur Selbstbeobachtung zu befreien. Dazu stehen sexualtherapeutische Programme zur Verfügung, mit deren Hilfe die betroffenen Frauen erlernen können, wie sie sich auf ihren gesamten Körper konzentrieren und so eine optimale Entspannung erlangen können. Bei einer primären Anorgasmie hat sich darüber hinaus die Durchführung masturbatorischer Übungen z. B. nach dem neunstufigen Programm von LoPiccolo und Lobitz (1972) (s. Frage 100) als nützlich erwiesen. Entscheidend dabei ist, dass nicht die Selbstbefriedigung im Vordergrund steht, sondern dass es sich vielmehr um einen Weg handelt, sich selbst besser kennen lernen und dadurch die Partnerbeziehung bereichern zu können.

Bei der koitalen Anorgasmie empfiehlt es sich, im Rahmen der Sensualitätsübungen, die in einer Paartherapie schrittweise erlernt werden können (s. Kap. VII), das sog. Brückenmanöver anzuwenden. Dabei wird die Frau klitoral bis kurz vor dem Orgasmus, nicht aber in ihn hinein stimuliert bzw. sie tut es selbst, um dann nach der Einführung des Gliedes den Orgasmusreflex durch die koitalen Beckenbewegungen auslösen zu lassen. Die entstehende Brücke zwischen klitoraler Stimulierung und dem Koitus gab der Technik den Namen.

Bei einer partnerbezogenen Orgasmusstörung ist es ratsam, die Beziehungskonflikte, möglicherweise aber auch die individuell zugrunde liegenden Ängste und Hemmungen zu bearbeiten. Von

Vorteil ist es aber auch, dass die betroffene Frau willens ist oder es ansonsten lernt, die Verantwortung für ihre eigene Befriedigung selbst zu übernehmen und für eine ausreichende Stimulation zu sorgen, damit für sie die Sexualität mehr werden kann als möglicherweise nur ein Mittel, dem Partner zu gefallen.

78. Vorzeitiger Orgasmus: Wann kommt ein Erguss zu früh?

Bei dem vorzeitigen Samenerguss (Ejaculatio praecox) handelt es sich eigentlich nicht um eine Ejakulationsstörung im engeren Sinne, denn nicht der vorzeitige Samenerguss, sondern der vorzeitige Orgasmus ist für das Erleben das Wichtigste, so dass es streng genommen vorzeitiger Orgasmus heißen müsste. Aber nicht nur die Terminologie, sondern auch die Definition dessen, was unter «vorzeitig» verstanden werden soll, ist problematisch.

Definiert wird ein vorzeitiger Samenerguss als ein anhaltendes oder wiederkehrendes Einsetzen des Orgasmus und der Ejakulation vor, bei oder kurz nach der Penetration und bevor der Mann es wünscht, und zwar bei bereits minimaler sexueller Stimulation. Der Samenerguss erfolgt bei dieser Störung also sehr schnell, entweder vor dem Einführen des Penis in die Scheide, beim Einführen oder unmittelbar danach. Das Problem der Ejakulation vor dem Einführen tritt seltener auf. Im Extremfall ejakulieren die betroffenen Männer schon bei der ersten Berührung der Partnerin, in schweren Fällen sogar auch ohne Erektion. Andere Männer kommen bereits schon beim Vorspiel durch Körperkontakt oder genitale Berührung zum Orgasmus.

Manchmal scheint es auch nur so, als ob ein Samenerguss zu früh erfolgt. In Wirklichkeit wird aber für die Erektion nur eine längere Stimulation gebraucht. Dies führt dann zu einem verkürzten Zeitintervall zwischen dem Erreichen der ausreichenden Erektion und dem Samenerguss. Das Problem ist in solchen Fällen die verzögerte Erektion und nicht die vorzeitige Ejakulation.

Sehr viel häufiger tritt der Samenerguss allerdings unmittelbar nach dem Einführen des Gliedes auf. Dieses «unmittelbar nach» lässt sich ebenfalls nur schwer definieren. Als Kriterium wurde z.B. die Zeit gewählt, die von der Einführung des Penis bis zum Orgasmus vergeht. Erfolgt der Samenerguss innerhalb von 30 oder

60 Sekunden, manchmal wird auch der Zeitraum von 2 Minuten als Grenze genannt, wird ein vorzeitiger Erguss diagnostiziert. Als ein anderes Kriterium wurde auch die Anzahl der Beckenbewegungen zugrunde gelegt. Eine Ejakulation wird dann als vorzeitig betrachtet, wenn sie bereits nach weniger als 7 oder 10 Stößen eintritt. Sinnvoll erscheint es aber auch, die Reaktion der Partnerin einzubeziehen. Eine Ejakulation gilt bei einer solchen Definition dann als vorzeitig, wenn es dem Mann nicht gelingt, die Ejakulation so zu kontrollieren, dass der Geschlechtsverkehr für beide Partner befriedigend ist. Das Problem hierbei ist nur, dass bei einem Mann ein vorzeitiger Erguss auch diagnostiziert werden könnte, wenn die Partnerin selbst bei ausgedehntem Koitus nicht oder nur selten zum Orgasmus kommt. Die Schwierigkeit der Definition des vorzeitigen Orgasmuserlebens beim Mann wird durch das Einbeziehen der Partnerreaktion also nur auf das Problem der Messung der Orgasmusgeschwindigkeit der Frau verlagert. Dabei kann es allerdings auch sein, dass die Reaktionsgeschwindigkeit der Partnerin sehr schnell ist. Hier würde die Diagnose eines vorzeitigen, behandlungsbedürftigen Ergusses bei einem Mann dann fälschlicherweise nicht gestellt werden. Dies trifft auch auf Fälle zu, in denn Frauen aus persönlichen, kulturellen oder religiösen Gründen froh sind, «wenn alles schnell vorbei ist».

Eine andere «Vorzeitigkeitsdefinition» geht von folgender Überlegung aus: Sexuelles Erleben besteht aus einem Wechselspiel von Kontrolle und Erregung, wobei auf der einen Seite des Spannungsbogens die kurze, intensive, leidenschaftliche sexuelle Erregung steht und auf der anderen Seite die auf Erregungsverzögerung angelegte Kontrollierbarkeit. Beim Koitus gilt es nun, den Grad der sexuellen Erregung durch eine abgestimmte Interaktion des Paares soweit unter einer gewissen Kontrolle zu halten, bis der nicht mehr steuerbare Ablauf des orgastischen Geschehens durch eine bewusste Entscheidung zugelassen werden soll. Eine solche Gratwanderung zwischen Kontrolle und Erregung ist Männern mit vorzeitigem Orgasmus jedoch nicht möglich, denn sie haben meist gar keine Wahlfreiheit, meist nicht etwa wegen einer besonders hohen Erregung, sondern mehr aus einer allgemeinen Aufgeregtheit und Anspannung heraus. Von daher wird eine Ejaculatio praecox auch als eine Störung bezeichnet, bei der der betroffene Mann nicht in der Lage ist, den Zeitpunkt des Samenergusses selbst zu steuern. Der Vorteil einer solchen Begriffsbestimmung liegt auch darin, dass ausgeschlossen wird, dass sexuelle Verhaltensvarianten als Störung gelten, bei denen ein bewusster Wunsch nach schnellem Verkehr besteht. Ein vorzeitiger Samenerguss ist in der Regel auf den Koitus begrenzt, der oft als wenig intensiv empfunden wird. Das Gefühl, die Ejakulation auch bei der Masturbation nicht kontrollieren zu können, tritt sehr viel seltener auf. Auch haben etliche Männer beim Petting keine Probleme, den Samenerguss zu steuern.

Eine vorzeitige Ejakulation kann zu erheblichen Spannungen in einer Beziehung führen, zumal wenn sich die Partnerin zur schnellen Reaktion gedrängt fühlt und sie dadurch die Lust am Verkehr verliert. Einige der betroffenen Männer reagieren nach einem vorzeitigen Erguss mit Schuld- und Schamgefühlen gegenüber der Partnerin, selbst wenn diese das Problem als nicht so schlimm empfindet. Andere betroffene Männer haben Angst vor neuen Sexualkontakten und ziehen sich zurück, so dass die Störung auch eine soziale Isolation zur Folge haben kann.

79. Vorzeitige Ejakulation: Tritt die Störung häufig auf?

Die vorzeitige Ejakulation ist wahrscheinlich das häufigste sexuelle Funktionsproblem des Mannes überhaupt. Es ist deutlich abhängig vom Lebensalter, aber auch von der sexuellen Erfahrung. Bei sexuell unerfahrenen und jungen Männern mit schnellen und starken Erektionen ist die Störung häufiger anzutreffen. Mit wachsender Erfahrung und zunehmender Vertrautheit mit dem eigenen Körper und dem der Partnerin tritt das Problem meist zurück. Allerdings kann sich eine Neigung zum vorzeitigen Orgasmus auch bei vor allem älteren Männern im Zusammenhang mit einer erektilen Dysfunktion entwickeln. Meist ist dabei auch die sexuelle Lust vermindert.

Auch entwickeln manche Männer, die einen regelmäßigen Alkoholkonsum hatten und ihn eingestellt haben, eine vorzeitige Ejakulationsstörung. Dies hängt damit zusammen, dass sie zuvor den Orgasmus durch die Wirkung des Alkohols und nicht durch Verhaltensstrategien gesteuert haben.

Typischerweise tritt die Störung primär bei dem ersten sexuellen Kontakt noch junger unerfahrener Männer auf. Die meisten von ihnen lernen aber mit zunehmendem Alter und sexueller Erfahrung, den Erguss hinauszuzögern. Bei einigen bleibt das Problem jedoch bestehen, bei manchen auch bei der Selbstbefriedigung. Andere verlieren nach einer Phase unauffälliger Sexualfunktion wieder ihre erlernte Fähigkeit, den Erguss zu kontrollieren. Dies ist meist dann der Fall, wenn nur selten sexuelle Aktivitäten ausgeübt werden oder wenn eine starke Angst vor der ersten sexuellen Begegnung mit einer neuen Partnerin besteht. Dauert die Beziehung aber länger an, sind die meisten Männer wieder in der Lage, den Erguss herauszuzögern. Bei einer neuen Partnerschaft tritt die Störung dann jedoch oft wieder auf. Häufig und typisch ist allerdings mehr die chronische Form der Störung, während ein partnerabhängiges oder situationsbezogenes Auftreten des vorzeitigen Ergusses seltener zu beobachten ist.

Viele Männer und ihre Partnerinnen arrangieren sich mit dem Problem, indem sie sich auf andere Weise stimulieren, einen zweiten Koitusversuch machen, ein Kondom benutzen oder indem der Mann sich wenig beim Vorspiel bewegt und auf dem Rücken liegt.

Statistische Angaben zur Häufigkeit der vorzeitigen Ejakulation schwanken zwischen 25 % und 40 %. In einer repräsentativen Studie (Laumann et al. 1994) gaben über 28 % der befragten Männer an, im Jahr davor über mehrere Monate das Problem eines vorzeitigen Orgasmus gehabt zu haben. In der Altersstufe von 55 % bis 59 Jahren stieg die Zahl auf 35 % an.

80. Vorzeitiger Samenerguss: Warum kommt er viel zu schnell?

Ein primärer vorzeitiger Samenerguss kann manchmal mit Schwierigkeiten, eine Erektion zu erreichen oder aufrecht zu erhalten, verbunden sein. Erklärbar ist dies durch einen im Laufe der Zeit auftretenden Selbstverstärkungsmechanismus der Versagensangst (s. Frage 30). Als Ursachen für eine vorzeitige Ejakulation kommen unterschiedliche Faktoren in Betracht. Organische Gründe können Entzündungen des Urogenitaltraktes sein. In allerdings sehr seltenen Fällen können auch neurologische Störungen eine Rolle spielen.

In einigen Fällen führt sexuelle Unerfahrenheit oder eine längere sexuelle Enthaltsamkeit, aber auch eine zu starke Reizung des Penis zu einem vorzeitigen Erguss. Auch können Männer, die ihren regelmäßigen Alkoholkonsum eingestellt haben, eine vorzeitige Ejakulation entwickeln, sofern sie zuvor den Orgasmus durch die Wirkung des Alkohols und nicht durch Verhaltensstrategien gesteuert haben.

Manchmal kann ein rascher Erregungsablauf mit einem vorzeitigen Erguss auch durch heimliche oder verbotene sexuelle Kontakte konditioniert worden sein. In anderen Fällen kann die Wahrnehmung der eigenen körperlichen Reaktion eingeschränkt sein oder eine vielleicht angstbesetzte Überaufmerksamkeit gegenüber der eigenen Erregung störungsverursachend sein. Auch zeigten Untersuchungen, dass Männer mit einem vorzeitigen Erguss zur Kontrolle ihrer Erregung kognitive Ablenkungsstrategien einsetzen, während Männer ohne eine solche Störung die Erregung mehr durch Veränderungen der koitalen Aktivität bzw. durch kleine Pausen steuern. Ebenfalls wurde in diesen Studien deutlich, dass Männer mit einem vorzeitigen Samenerguss sich bei der Ejakulationskontrolle durch das sexuelle Verhalten der Partnerin sowie durch die Länge des Vorspiels und durch eine nachlassende Erektion beeinflusst sehen. Auch spielen Gedanken um die Befriedigung der Partnerin eine große Rolle, denn nur wenige Männer mit einem vorzeitigen Samenerguss haben die eigene Befriedigung im Blick. Statt dessen konzentrieren sie sich stärker auf die Partnerin. Gemeinsam ist auch Männern mit vorzeitigem Erguss, dass sie bei ihrer Partnerin eine geringere Erregbarkeit beklagen und dass sie selbst weniger Erfahrung mit weiblicher Sexualität aufweisen können. Aus den genannten Ergebnissen der vorliegenden Untersuchungen wird offensichtlich, dass auch Angst eine zentrale Rolle spielt. Physiologisch gesehen erhöht sie die Dominanz des Sympathikus und führt so wahrscheinlich zu einer schnelleren Auslösung des Orgasmusreflexes.

Auch Einflüsse, die aus der Partnerschaft resultieren, können bei einem vorzeitigen Orgasmus störungsverursachend sein. Aufgrund der Belastung, die die sexuelle Problematik in der Beziehung mit sich bringt, kann eine negative Spirale i. S. eines Teufelskreises entstehen. Der Mechanismus besteht darin, dass sich die Frau dem Mann zuliebe zu einer schnellen Reaktion gedrängt fühlt und dadurch allmählich das Interesse an der Sexualität verliert. Dies wird dann vom Mann als Bestätigung des eigenen Versagens fehlinterpretiert. Die resultierenden Schuldgefühle bewirken beim Mann dann eine noch größere Konzentration auf die Befriedigung der Partnerin, die sich davon wiederum noch bedrängter fühlt. Begünstigt oder aufrecht erhalten wird ein vorzeitiger Erguss durch ein forderndes und verlangendes Verhalten der Partnerin, das den Druck beim Mann erhöht. Dies geschieht z. B., wenn Sätze fallen wie «zeig mal, ob du ein echter Mann bist». Tritt der vorzeitige Samenerguss dann ein, kann sie triumphierend feststellen, dass er «wieder einmal versagt hat.» Zu einem solchen Verhalten neigen sog. phallische Frauen, die ihr weibliches Geschlecht als kränkend erleben und die beneideten Männer «kastrieren», d. h. «fertig machen» wollen, aber auch Frauen, die damit ihre nicht bewussten Ängste vor dem Penetriertwerden unbewusst kaschieren wollen.

81. Behandlung des vorzeitigen Samenergusses: Welche Methoden sind wirksam?

Zu den allgemein angewandten «Selbsthilfemaßnahmen» gehören die Benutzung von Kondomen und anästhesierenden Salben, oder auch veränderte sexuelle Verhaltensweisen wie «nur wenige Bewegungen ausführen» und «auf dem Rücken liegen», aber auch die Konzentration auf die Wahrnehmung des eigenen Körpers und der unterschiedlichen Erregungsgrade. Helfen diese Praktiken nicht, kommen psychotherapeutische oder ärztliche Maßnahmen in Betracht. Sind ernstere psychische Probleme die Ursache der vorzeitigen Ejakulation, ist eine konkfliktaufdeckende und angstreduzierende Psychotherapie erforderlich. In anderen Fällen oder auch begleitend können verhaltenstherapeutische Maßnahmen wie die Stop/Start-Methode oder die Squeeze-Technik angewendet werden (s. Frage 99). Durch diese Methoden lernen über 95 % der Männer, die Ejakulation für 5 bis 10 Minuten oder sogar länger zu kontrollieren. Beide genannten Übungen können entweder in ein sexualtherapeutisches Grundprogramm, an dem beide Partner teilnehmen, eingebettet sein (s. Kap. VII) oder sie können auch ohne ein solches Sensualitätstraining angewendet werden, falls nicht genügend Therapiezeit zur Verfügung steht.

In seltenen Fällen können auch bestimmte Psychopharmaka zur Ejakulationsverzögerung eingesetzt werden. Benzodiazepine sollten aufgrund ihres Abhängigkeitsrisikos auf keinen Fall verschrieben werden. Unter den Neuroleptika ist Thioridazin mit seiner eher ejakulationsverzögernden Wirkung bekannt, aber auch das trizyklische Antidepressivum Clomipramin, das bei Bedarf ca. 2 bis 4 Stunden vor dem Sexualkontakt eingenommen werden soll. Erfolgreich, weil sie den Serotoninspiegel im Körper erhöhen, und mit relativ geringen Nebenwirkungen werden auch die selektiven Serotonin-Wiederaufnahmehemmer (SSRI) Fluoxetin, Paroxetin und Sertralin empfohlen, wobei Paroxetin und Sertralin die intravaginale Ejakulations-Latenzzeit um das Vielfache verlängern sollen. Sie können entweder täglich oder etwa eine Stunde vor dem Geschlechtsverkehr eingenommen werden. Eine antidepressive Wirkung tritt jedoch nicht auf, denn diese setzt erst nach einer mehrwöchigen Einnahmedauer ein.

Jede orale Medikation sollte im Einzelfall verantwortungsbewusst abgewogen und psychologisch begleitet sein.

82. Männliche Orgasmushemmung: Was ist ein verspäteter Orgasmus?

Bei einem verzögerten bzw. verspäteten oder ausbleibenden Orgasmus kommt es beim Mann trotz vorhandener sexueller Erregung und aufrecht erhaltener Erektion erst nach sehr langer Zeit oder überhaupt nicht zu einer Ejakulation bzw. zum Orgasmus. Zur Beurteilung des Kriteriums der «Verzögerung» sollte das Alter des betroffenen Mannes berücksichtigt werden, denn mit zunehmendem Alter brauchen Männer im allgemeinen länger, um einen Orgasmus zu erreichen. Auch spielt eine Rolle, ob die sexuelle Stimulierung hinsichtlich der Intensität, Dauer und Art ausreichend gewesen ist. Die sexuelle Lust und die Erektionsfähigkeit sind bei einer Orgasmushemmung in der Regel nicht gestört.

Einige Männer können bei der Masturbation leichter zum Orgasmus kommen, oder auch dann, wenn sie durch die Partnerin manuell oder oral stimuliert werden. In den schwersten Fällen, die allerdings selten vorkommen, wird ein Orgasmus ausschließlich beim Erwachen aus einem erotischen Traum erlebt.

In den meisten Fällen ist die Störung primär, also lebenslang. Sie kann aber auch praktikabhängig oder situativ bedingt sein. So haben manche Männer auch bei der Selbstbefriedigung, andere nur bei manueller oder oraler Stimulation, und einige Männer nur beim Koitus Schwierigkeiten, den Orgasmus zu erreichen. Partiell tritt ein Orgasmusproblem bei jungen Männer oder Männern im mittleren Alter allerdings nur selten auf. Bei den meisten Männern betrifft das Problem in der Regel nur den Geschlechtsverkehr. Dabei haben viele koital anorgastische Männer zu Beginn des Verkehrs noch erregende Gefühle, mit zunehmenden Stoßbewegungen stellen sich dann aber unangenehme Empfindungen und die Gewissheit ein, es auch bei noch längerer Dauer nicht zu schaffen. Andere Männer haben das Gefühl, kurz vor dem Höhepunkt zu stehen, erreichen ihn aber dann doch nicht. Manchmal kann sich der Verkehr über eine Stunde und länger erstrecken, wobei das Paar verzweifelt versucht, durch heftige Bewegungen den Höhepunkt zu erzwingen. Solche quälenden Versuche enden meist mit völliger körperlicher Erschöpfung und Unzufriedenheit bei beiden Partnern. Andere Paare brechen den Koitus ab, wenn irgendwann die Erektion nachlässt oder eine Resignation eintritt. In der Regel wird die Partnerin dann alternativ stimuliert. Da jedoch für die Frau der ausgedehnte Koitus aufgrund der nachlassenden Scheidenfeuchtigkeit oft auch unangenehm oder schmerzhaft wird, erlebt sie die anschließende manuelle oder orale Stimulation nicht mehr als lustvoll. Kommt hinzu, dass der Mann es ablehnt, durch die Frau alternativ zum Höhepunkt gebracht zu werden, fühlt sie sich meist noch überflüssig oder abgelehnt. Auftretende Selbstwertzweifel auf beiden Seiten wegen der Tatsache, den anderen nicht zum Orgasmus gebracht zu haben, bewirken meist auch ein Nachlassen der sexuellen Motivation. Da der Geschlechtsverkehr so nicht mehr als lustvoll, sondern als «harte Arbeit» erfahren wird, stellt eine männliche Orgasmusstörung in der Regel eine erhebliche Belastung für die Partnerschaft dar. Eine weitere Erschwernis für die Beziehung stellt auch der Umstand dar, dass eine ausbleibende Ejakulation Kinderlosigkeit zur Folge haben kann.

Gelegentliche Schwierigkeiten, zum Orgasmus zu gelangen, gelten nicht als Orgasmushemmung. Auch stellt der «Koitus reservatus», unter dem ein sich über Stunden erstreckender, willentlich herbeigeführter Koitus ohne Ejakulation verstanden wird, keine Orgasmusstörung dar. Eine solche Form des Verkehrs (siehe Kamasutra, Carezza) wird in einigen Kulturen aus religiösen Gründen zur Förderung der spirituellen Entwicklung ausgeübt.

Die Häufigkeit des Vorkommens einer Orgasmushemmung liegt zwischen 1 % und 10 %. In der Altersstufe der 50 bis 54-jährigen Männer ist sie mit ca. 14 % am höchsten.

83. Verzögerte Ejakulation: Welche Ursachen hat ein verspäteter Orgasmus?

Ein verspäteter oder ausbleibender Orgasmus kann mit einer erektilen Dysfunktion einhergehen. Manchmal steht er auch im Zusammenhang mit einer zwanghaften Persönlichkeitsstörung oder er kommt infolge einer Depression oder Angststörung vor. **Organische** Gründe können vermutet werden, wenn die Orgasmushemmung nicht nur den Koitus betrifft, sondern wenn sie global ist, also immer auftritt. Bei einer erworbenen Störung liegen fast immer somatische Ursachen zugrunde. Neben dem Alter kommen dabei neurologische Läsionen, Tumoren, Trauma- und Operationsfolgen, Multiple Sklerose, Parkinsonismus, diabetische oder neuronale Neuropathien sowie Psychopharmaka, vor allem Sedativa, Neuroleptika, Antidepressiva und Lithium in Betracht. Auch bestimmte blutdrucksenkende oder erektionsfördernde Mittel beeinträchtigen die Fähigkeit zur Ejakulation. Ebenso können eine Ermüdung bei langdauernder sexueller Aktivität sowie Alkohol und Drogen zu einer verspäteten Ejakulation führen.

Als **psychische** Ursache vor allem einer *koitalen* Orgasmushemmung gilt die unbewusste Angst vor vaginaler Penetration bzw. die unbewusste Furcht, in der Scheide zum Orgasmus zu gelangen. Dahinter können sich oftmals unbewusste homoerotische, manchmal auch paraphile Neigungen verbergen, vor allem wenn die Störung lebenslang besteht.

Aber auch Inzestängste oder die Furcht, die Frau zu verletzen sowie Angst vor Kontrollverlust und dem Loslassen oder auch Feindseligkeit und Wut können störungsverursachend sein. In einigen Fällen kann der Orgasmushemmung aber auch einfach die Angst vor einer resultierenden Schwangerschaft bei der Partnerin oder vor sexuell übertragbaren Krankheiten, oder vor einer Ejakulation in Gegenwart der Partnerin zugrunde liegen.

84. Behandlung des verspäteten Orgasmus: Was lässt sich denn da machen?

Zur Behandlung des verspäteten oder ausbleibenden Orgasmus kommt als mechanisches Hilfsmittel die Vibratorstimulation in Frage. Durch die Erfahrung eines erstes befreienden Ejakulationserlebnisses kann das Problem schon in manchen Fällen behoben sein.

Das wesentliche Grundprinzip einer psychotherapeutischen Behandlung der Orgasmushemmung besteht darin, dass sich der Patient aus seiner verkrampften Fixierung auf den Orgasmus zu lösen und sich von seinem Kontrollbedürfnis abzulenken lernt. Dies kann am besten durch die Sensualitätsübungen (s. Kap VII) im Rahmen eines paarsexualtherapeutischen Programms geschehen.

Kommt nur eine Einzeltherapie in Frage, eignen sich zum Abbau eingegrenzter sexueller Ängste verhaltenstherapeutische Methoden wie die systematische Desensibilisierung, die auch imaginativ durchgeführt werden kann, und Entspannungsverfahren.

Daneben kann der betroffene Mann auch Praktiken erlernen, mit denen er den Zeitpunkt des Orgasmus kontrollieren kann. Hierzu stimuliert ihn seine Partnerin zu einer Ejakulation zunächst außerhalb der Vagina, dann an deren Rand und schließlich erfolgt der Erguss im Inneren der Scheide.

Bei einer ähnlichen Technik, dem sog. «Brückenmanöver», wird der Mann von seiner Partnerin bis kurz vor Erreichen des Höhepunktes stimuliert. Erst dann wird der Penis in die Vagina eingeführt, damit der Orgasmus dort erlebt werden kann. Eine zusätzliche Stimulation des Penisschafts oder des Hodensacks kann den Reiz bei Bedarf erhöhen.

Kognitive Therapieansätze zielen darauf ab, den betroffenen Mann verstärkt dahingehend zu sensibilisieren, dass er sein subjektives Erregungsniveau besser wahrzunehmen lernt und er befähigt wird, es zu steigern.

Sollten sich keine der genannten Therapiemethoden und verhaltenstherapeutischen Techniken als hilfreich erweisen, sind konfliktaufdeckende Verfahren oder andere Formen der Psychotherapie indiziert. Die Auswahl der geeigneten Psychotherapiemethode hängt vom Einzelfall ab und muss speziell entschieden werden. Bei einem bestehenden Kinderwunsch kann eine medikamentöse Therapie z.b. mit Ephedrin, Midodrin, Imipramin, Clomipramin oder Etilefrin durchgeführt werden. Zur Ejakulatgewinnung kann auch eine transrektale Elektro-Ejakulation von einem Urologen vorgenommen werden.

85. Ausbleibender Samenerguss: Was ist ein «trockener» Orgasmus und was ist eine retrograde Ejakulation?

Eine ausbleibende Ejakulation kann mit und ohne Orgasmuserleben auftreten. Beim ausbleibenden Samenerguss mit einem Orgasmuserleben und vorhandener Lust, Erektion und Entspannung nach dem Höhepunkt, lassen sich zwei Formen unterscheiden. Die eine Form des ausbleibenden Samenergusses mit einem Orgasmuserleben wird als sog. «trockener Orgasmus» oder im medizinischen Sprachgebrauch als Ejaculatio deficiens cum orgasmo bezeichnet. Diese Störung hat überwiegend körperliche Ursachen wie z. B. eine diabetesbedingte Nervenschädigung. Vor allem kann das Problem aber infolge medikamentöser Nebenwirkung und hier besonders bei der Einnahme von Psychopharmaka auftreten.

Bei der anderen Form des ausbleibenden Samenergusses trotz eines Orgasmuserlebens, der sog. retrograden Ejakulation, sind Lust, Erektion und die sexuelle Entspannung nach dem Höhepunkt ebenfalls vorhanden, aber der Samenerguss fließt nicht durch die Harnröhre nach außen, sondern rückwärts (retrograd) in die Blase. Bei dieser Störung besteht meist kein psychischer Leidensdruck, sofern kein Kinderwunsch vorhanden ist. Eine retrograde Ejakulation hat immer organische Ursachen. Am häufigsten tritt sie als Folge von Prostata-Operationen oder bei Nervenstörungen wie z.b. bei Diabetes mellitus, Multipler Sklerose oder Querschnittslähmung auf. Aber auch bei anderen Eingriffen im Bereich des Blasenhalses sowie als unerwünschte Medikamentenwirkung von blutdrucksenkenden Mitteln und Psychopharmaka kann eine retrograde Ejakulation vorkommen. Die Diagnose kann durch den Nachweis von Samenzellen im Urin nach dem Orgasmus gesichert werden.

Ein ausbleibender Samenerguss ohne Orgasmuserleben (Ejaculatio deficiens sine orgasmo) trotz vorhandener sexueller Erregung und Erektion ist eine relativ seltene, aber schwere männliche Orgasmusstörung. Sie wird als Orgasmushemmung (**s. Frage 82**) bezeichnet und kann praktikabhängig und situativ variieren, aber auch lebenslang vorhanden sein.

Die medikamentöse Therapie bei ausbleibendem Samenerguss wird bei vorhandenem Kinderwunsch z. B. mit Ephedrin, Midodrin, Imipramin, Clomipramin oder Etilefrin durchgeführt. Ggf. können auch Samenzellen zur künstlichen Befruchtung durch Katheterisierung nach Masturbation oder Zentrifugieren postkoitalen Urins und Isolation der Samenzellen gewonnen werden.

Da der trockene Orgasmus und die retrograde Ejakulation überwiegend somatisch verursacht sind, steht die Beseitigung oder Behandlung der Grunderkrankung im Vordergrund der Therapie. Eine Orgasmushemmung, d.h. ein ausbleibender Samenerguss ohne Höhepunkterleben, ist meist psychischer Natur und lässt sich auf diesem Wege, also psychotherapeutisch, behandeln (**s. Frage 84).**

86. Ejakulation ohne Orgasmusgefühl: Warum ist der Höhepunkt so lustlos?

Manche Männer erleben den Samenerguss ohne innere Berührung, ohne jegliche Lust- oder Orgasmusgefühle und die mit ihnen physiologisch verbundenen pulsierenden orgastischen Muskelkontraktionen. Manchmal kommt es sogar auch nur zu einer Emission, d. h. zu einem bloßen Herausfließen des Ejakulats. Diese Form der Orgasmusstörung, die medizinisch «Ejaculatio sine orgasmo» genannt wird, geht bei den betroffenen Männern meist einher mit einer generell eingeschränkten Fähigkeit zum Körpererleben.

Eine reduzierte Empfindung des Höhepunktes kann zu bestimmten Zeiten manchmal bei hoher seelischer und körperlicher Belastung oder Erschöpfung auftreten. Es kann aber auch eine unbewusste Abwehr vorliegen, sexuelle Gefühle intensiv zu spüren, so dass die Orgasmushemmung auch mit dem Erleben von innerer Leere und Beziehungslosigkeit verbunden ist. Entsprechend wird die sexuelle Aktivität eher als Routine betrachtet und mechanisch ausgeübt. Aufgrund ihrer unerfüllt gebliebenen Gefühle sexueller Befriedigung machen sich die Betroffenen oft auch auf die Suche nach dem außergewöhnlichen sexuellen Kick und greifen dabei häufig zu Hilfsmitteln wie harter Pornographie oder zu extremen Sexualpraktiken.

Als Variante dieser Störung gilt die allgemeine Unzufriedenheit einiger Männer mit ihrem Lustempfinden, die über eine mangelnde Intensität und Nachhaltigkeit ihres Höhepunktes klagen. Dahinter steckt, dass sie ihr eigenes Orgasmuserleben nicht in Einklang bringen können mit ihren überhöhten Vorstellungen von sexueller Lust. Da mindestens ein Fünftel aller Männer zumindestens zeitweise von einer solchen fehlenden Zufriedenheit betroffen ist, gilt das Problem nicht als sexuelle Störung.

Ein bloßes Herausfließen von Sperma aus der Harnröhre ohne sexuellen Hintergrund und ohne jegliche Erregung, das vor allem beim Stuhlgang oder Wasserlassen auftreten kann, wird als **Spermatorrhoe** bezeichnet. Die Störung ist vorwiegend organisch bedingt und kommt z. B. als Folge chronischer Entzündungen oder auch in seltenen Fällen durch Nervenschädigungen bei Querschnittslähmung vor. Manchmal kommen auch eine Übererregbarkeit infolge längerer sexueller Enthaltsamkeit oder in seltenen Fällen psychischer Störungen als Ursachen in Frage.

Schmerzstörungen
87. Dyspareunie:
Was ist darunter zu verstehen?

Nicht organisch bedingte wiederkehrende oder anhaltende Schmerzen und Missempfindungen im Genitalbereich oder im Unterbauch, die vor, während oder nach dem Geschlechtsverkehr aufreten, werden als Dyspareunie oder Algopareunie bezeichnet. Um eine Dyspareunie als sexuelle Funktionsstörung handelt es sich aber nur dann, wenn keine organischen Ursachen zugrunde liegen und wenn keine andere primäre Sexualstörung, wie z. B. ein Vaginismus oder ein Mangel oder Ausfall der vaginalen Lubrikation (Scheidenfeuchtigkeit) aufgrund mangelnder Stimulation vorliegt. Auch muss das Glied tatsächlich eingeführt worden sein und Geschlechtsverkehr stattfinden. Die dabei auftretenden Schmerzen können bei Frauen auf den kurzen Moment der Peniseinführung begrenzt sein, dann aber nachlassen oder verschwinden. Sie können aber auch im Scheideninneren während des Geschlechtsverkehrs spürbar werden, manchmal auch nur bei starken Beckenbewegungen. Die Schmerzqualität ist dabei unterschiedlich: Beim Einführen des Gliedes kann Brennen, Stechen oder Jucken entstehen, der Schmerz im Inneren der Scheide kann als dumpf erlebt werden und die Schmerzen beim Orgasmus können als wehenähnliche Krämpfe oder allgemeine Unterleibsschmerzen empfunden werden. Die Dauer und Intensität der Schmerzen kann von mild und vorübergehend bis andauernd und heftig im Auftreten und Ausprägung reichen. Nur wenige Frauen mit dieser Störung üben regelmäßig Geschlechtsverkehr aus. Meist handelt es sich um Frauen, bei denen die Schmerzen geringer ausgeprägt sind. Gelegentlich auftretende Schmerzen bei der Einführung des Gliedes oder beim Koitus kommen bei Frauen manchmal vor, bleiben in der Regel aber ohne Folgen für die sexuelle Lust und Befriedigung, so dass es sich in diesen Fällen nicht um eine Dyspareunie handelt. Wiederholte ausgeprägte Schmerzen beim Geschlechtsverkehr führen meist zur Vermeidung bzw. Einschränkung sexueller Aktivitäten. Schmerzen beim Geschlechtsverkehr können, wenn auch selten, auch bei Männern vorkommen. Unter Frauen ist Dyspareunie verbreiteter. Die Schmerzen können bei den ersten Versuchen, Geschlechtsverkehr zu haben, auftreten, oder erst Jahre danach. Normalerweise haben Dyspareunien einen chronischen Verlauf.

Psychisch bedingte Dyspareunien werden häufig durch phobische Schmerzerwartungen, die dann Appetenz-, Erregungs- und Orgasmusprobleme nach sich ziehen können, aufrecht erhalten. Manchmal lag ursprünglich auch eine organische Ursache oder Mitursache vor, die die Schmerzen bedingten. Spezifische psychische Faktoren, die ausschließlich eine Dyspareunie bei Frauen bedingen, gibt es nicht. Vielmehr gelten die gleichen Verursachungsmöglichkeiten wie für andere Sexualstörungen. Dazu zählen sexueller Missbrauch, Sexualängste und Partnerprobleme. Am typischsten für eine Dyspareunie sind jedoch phobische oder sexuell aversive Reaktionen. In den meisten Fällen stehen die Schmerzen beim Verkehr am Ende einer Kette, die in der Regel mit Partnerproblemen und mangelnder Lust beginnt, dann zu Erregungsstörungen mit fehlender Scheidenfeuchtigkeit führt und schließlich mit Koitusbeschwerden endet. Akute körperliche Störungen können diese Reaktionsfolge anstoßen und chronische Erkrankungen, wie z. B. eine Endometriose, erhalten sie dann aufrecht.

Besonders bei Frauen, bei denen zusätzlich eine psychische Problematik vorhanden ist, können die Schmerzen auch nach deren Beseitigung fortbestehen.

Bei Männern mit psychisch bedingten Schmerzen beim Verkehr geht die Dyspareunie oft mit einer *Eichelphobie* einher. Sie ist durch eine starke Angst vor den Empfindungen der von der Vorhaut entblößten Glans (Eichel) gekennzeichnet. Allein schon durch die sexuelle Schmerzerwartung erleben die betroffenen Männer das bloße Berühren der Eichel als äußerst unangenehm, so dass sie den Verkehr vermeiden.

Einer **Psychotherapie** oder einer sexualtherapeutischen Behandlung sollte in jedem Fall die Abklärung und ggf. die Beseitigung somatischer Ursachen vorausgegangen sein.

Neben der Durchführung des abgewandelten sexualtherapeutischen Programms von Masters und Johnson (s. **Frage 95**) empfehlen sich als angstreduzierende Maßnahmen zusätzlich Entspannungstrainings, ggf. mit systematischer Desensibilisierung, und bei Frauen das Erkunden der Vagina zunächst durch den eigenen Finger, später auch durch den des Partners, sowie der Gebrauch von Dilatatoren (med. Instrument zur Erweiterung von Organen) bzw. Hegar-Stiften in verschiedener Größe, die auch zur Behandlung des Vaginismus eingesetzt werden (s. Frage 91). Auch empfehlen sich Koituspositionen, bei denen die Penetration nicht so tief erfolgt sowie die Verwendung von Gleitcremes oder Spucke. Zur Behandlung der Dyspareunie bei Männern mit zugrunde liegender Eichelphobie eignet sich die Kombination von Entspannungsverfahren und systematischer Desensibilisierung, wobei diese zunächst auf der Vorstellungsebene beginnen sollte. In sehr schweren Fällen kommt auch der Einsatz angstlösender Medikation in Betracht. Liegen innerseelische Konflikte vor, ist eine tiefenpsychologisch fundierte Einzeltherapie indiziert.

88. Schmerzen beim Geschlechtsverkehr: Wodurch können sie entstehen?

Für Schmerzen beim Geschlechtsverkehr können körperliche und seelische Ursachen verantwortlich sein.

Bei Frauen, die noch nie Geschlechtsverkehr hatten, kann der Grund für Schmerzen das noch vorhandene Jungfernhäutchen sein, das den Scheideneingang ganz oder teilweise verschließt. Durch die Penetration des Penis kann dieses Häutchen beim ersten Koitus reißen und Schmerzen verursachen. Auch Prellungen im Genitalbereich können Schmerzen hervorrufen, ebenso eine unzureichende Feuchtigkeitsabsonderung der Scheide aufgrund ungenügender sexueller Erregung oder durch wechseljahresbedingte mangelhafte Lubrikation (Scheidenfeuchtigkeit). Manchmal liegen die Schmerzen beim Verkehr auch nur an einem falsch sitzenden Verhütungsmittel, wie Diaphragma, Spirale oder Kondom, oder an einer allergischen Reaktion auf empfängnisverhütenden Schaum, der u. U. die Scheide und den Gebärmuttermund reizen kann. In wenigen Fällen sind angeborene Auffälligkeiten wie ein zu festes Hymen (Jungfernhäutchen) oder eine ungewöhnliche Zwischenwand in der Scheide für die Beschwerden verantwortlich. Manchmal sind die Schmerzen auch durch eine kleine und nicht dehnbare Scheidenöffnung bedingt, die besonders bei Frauen vorkommen kann, bei denen der erste Verkehr erst relativ spät stattgefunden hat.

Nach der Menopause können durch die geringere Östrogenmenge die Vaginalwände trocken und empfindlich werden und u. U. Schmerzen verursachen. Weiterhin können Operationen zur Beseitigung von Geweberissen nach einer Entbindung oder andere Eingriffe, die zu einer Einengung der Scheide führen, Schmerzen beim Koitus zur Folge haben. Andere Möglichkeiten sind Infektionen und Entzündungen der Scheide, des Gebärmutterhalses, der Gebärmutter oder der Eileiter, aber auch verstreute Gebärmutterschleimhaut außerhalb der Gebärmutter (Endometriose) sowie Unterleibstumoren und Verwachsungen (Narbengewebe), die sich nach einer Unterleibserkrankung oder einer Operation gebildet haben können.

Somatische Beschwerden als Ursache für schmerzhaften Verkehr liegen bei ca. 50 % der Frauen vor. In vielen Fällen werden sie allerdings psychisch überlagert, so dass die Schmerzen fortbestehen können, auch wenn der körperliche Grund beseitigt werden konnte. Aus verhaltenstherapeutischer Sicht ist dies durch die Erwartungsangst vor dem Wiederauftreten der Missempfindungen erklärbar. Dadurch wird wiederum die sexuelle Erregung und als Folge die Scheidenfeuchtigkeit eingeschränkt oder ganz verhindert, was erneute Schmerzreaktionen nach sich zieht. Am Ende entwickeln sich Furcht vor dem Geschlechtsverkehr und häufig Abneigung gegenüber sämtlichen sexuellen Aktivitäten, manchmal auch dem Partner gegenüber. Paarprobleme sind die programmierten Folgen.

Aber auch tiefer liegende innere Konflikte und Geschlechtsidentitätsprobleme können bei einigen Frauen störungsverursachend sein.

Wiederkehrende oder anhaltende ausschließlich seelisch bedingte Schmerzen beim Geschlechtsverkehr werden Dyspareunie genannt. Die Störung kommt bei beiden Geschlechtern vor.

Bei Männern treten Schmerzen beim Orgasmus bzw. beim Verkehr allerdings sehr viel seltener auf. Vorwiegend sind sie körperlich bedingt. Sie können als Folge eines genitalen Herpes oder einer Entzündung der Prostata entstehen. Aber auch die Einnahme bestimmter Antidepressiva, wie z. B. Amoxapin, Imipramin oder Clomipramin können zu Koitusschmerzen führen. Psychisch bedingten Schmerzen liegt oft eine psychogene Eichelphobie zugrunde. Allerdings kann für sie auch eine nicht selten vorkommende Überempfindlichkeit der Glans (Eichel) nach dem Orgasmus und der Ejakulation ursächlich sein.

Schmerzen beim Verkehr erleben ca. 3 % der Männer, wobei in einer repräsentativen Untersuchung (Laumann et al. 1994) die Prozentzahl bei den 18 bis 24-Jährigen mit knapp 6 % am höchsten lag.

In der gleichen Untersuchung gaben ca. 14 % aller Frauen an, in den letzten 12 Monaten Schmerzen beim Verkehr gehabt zu haben. In der Altersgruppe von 18 bis 24 Jahren waren es über 21 %. Ab dem 50. Lebensjahr tritt das Störungsbild bei Frauen sehr viel seltener auf. Bei den 50 bis 54-Jährigen klagten etwas über 7 % und bei den 55 bis 59-jährigen Frauen knapp 9 % über Schmerzen beim Verkehr. Der leichte Wiederanstieg hängt wahrscheinlich mit altersbedingten Veränderungen der Vaginalschleimhaut in der Postmenopause zusammen und ist von daher erklärbar.

89. Vaginismus:
Was ist ein Scheidenkrampf?

Der Vaginismus ist eine unwillkürliche und reflexartige Verkrampfung der unteren Vaginalmuskeln, die beim Geschlechtsverkehr auftritt und eine Penetration des Penis in die Scheide unmöglich oder sehr schmerzhaft macht. In ausgeprägten Fällen ist nicht einmal das Einführen eines Fingers, eines Tampons oder eine gynäkologische Untersuchung möglich. Die Verkrampfung selbst ist normalerweise nicht schmerzhaft. Auch kommt sie nicht vor, wenn das Glied bereits eingeführt ist. Ein «Verschließen» während des Verkehrs und damit ein «Penis captivus» (wörtlich: gefangener Penis) ist ein äußerst seltenes Ereignis.

Solange keine Penetration versucht oder erwartet wird, bleiben die anderen sexuellen Reaktionen wie die Lust, Erregung und der manuell oder oral ausgelöste Orgasmus bei einem Vaginismus unbeeinträchtigt.

Ein Scheidenkrampf gilt nur dann als Störung, wenn er wiederkehrend oder anhaltend vorkommt, und wenn er nicht auf einer körperlichen Erkrankung oder auf einer sekundären Reaktion auf örtliche Schmerzen beruht.

Der Vaginismus kann unterschiedliche Ausprägungsgrade haben. In wenigen Fällen kann die Verkrampfung so heftig und langanhaltend sein, dass sie Schmerzen verursacht. In extremer Form kommt es durch die Anspannung sogar zu einem Beugen des Rückens. Bei einigen Frauen tritt der Scheidenkrampf nur während sexueller Aktivitäten, nicht aber während einer gynäkologischen Untersuchung oder beim Einführen eines Tampons auf. In leichteren Fällen gelingt einigen Frauen zumindest gelegentlich der Geschlechtsverkehr, wenn auch nur unter Schmerzen. Bei anderen Frauen kann bereits die bloße Erwartung einer vaginalen Einführung zu muskulären Spasmen (Verkrampfungen) führen. Die Kontraktion kann dabei leicht, verbunden mit einer geringen Scheidenverengung und subjektivem Unbehagen bis schwer und penetrationsverhindernd sein.

Einige Paare vollziehen nichtvaginalen Verkehr, in dem das Glied zwischen die Oberschenkel der Frau geführt wird (Femoralverkehr), damit der Orgasmus auf diese Weise gemeinsam erlebt werden kann. Durch solche Arrangements kann der Vaginismus über viele Jahre unbehandelt bleiben und braucht die Partnerschaft nicht zu beeinträchtigen, jedenfalls solange Versuche, Geschlechtsverkehr auszuüben, nicht vorgenommen werden. Auffällig ist die häufig zu beobachtende Geduld und Sanftheit langjähriger Partner vaginistischer Frauen. Zwischen beiden besteht meist eine Paarkollusion (s. Frage 25), die die Störung unbewusst aufrecht erhält. Entsprechend suchen die Betroffenen in der Regel auch keine therapeutische Hilfe auf, es sei denn, es liegt ein Kinderwunsch vor. Wenn keine unbewusste Kollusion in der Partnerschaft besteht, werden allerdings Beziehungen oft beendet.

Der Vaginismus kommt häufiger bei jüngeren als bei älteren Frauen vor. Auch wird er bei Frauen mit negativer Einstellung zur Sexualität häufiger beobachtet. Fast immer ist der Vaginismus eine primäre, d. h. eine lebenslange Störung. Gewöhnlich beginnt sie plötzlich und zeigt sich erstmals während der ersten Versuche einer vaginalen Penetration durch einen Partner oder während der ersten gynäkologischen Untersuchung. Wird trotz des Scheidenkrampfes Geschlechtsverkehr erzwungen, kommt es zu heftigen Schmerzen, die aufgrund der Erwartungsangst die Störung später aufrecht halten. Ohne eine Behandlung chronifiziert üblicherweise das Problem. Allerdings kann ein Vaginismus auch sekundär und meist plötzlich, z. B. als Reaktion auf ein sexuelles Trauma und erlebte Schmerzen, auftreten.

Schätzungen gehen davon aus, dass ca. 10 % bis 17 % aller Frauen unter einem Scheidenkrampf leiden.

Der Vaginismus ist nicht mit der sog. *Koitusphobie* zu verwechseln. Bei diesem sexuellen Paniksyndrom ist die Angst vor dem Verkehr so groß, dass es den Frauen völlig unmöglich ist, den Geschlechtsverkehr zuzulassen. Häufig reagieren die Betroffenen sogar mit Panikanfällen und Fluchttendenzen. Deshalb vermeiden die Frauen mit einer Koitusphobie, anders als beim Vaginismus, bereits nur den geringsten Versuch, Geschlechtsverkehr zu praktizieren. Meist wird er mit Verletzungsangstphantasien verbunden. Eine Koitusphobie geht in der Regel nicht mit einem Scheidenkrampf einher.

90. Scheidenkrampf: Welche Gründe kann er haben?

Der Vaginismus wird als psychisch bedingte Störung betrachtet. Die Diagnose darf sogar nur dann gestellt werden, wenn körperliche Ursachen ausgeschlossen werden können. Ein Scheidenkrampf kann als Abwehrreflex gegen die vaginale Penetration verstanden werden, mit der unbewusst oder bewusstseinsnah etwas Gefährliches, Angsterregendes oder Schmerzhaftes verbunden wird. Mit anderen Worten ist er die Folge des unbewussten Wunsches der betroffenen Frau, das Einführen des Gliedes zu verhindern. Ein Scheidenkrampf kann sich allerdings auch sekundär in Folge schmerzhafter Erfahrungen beim Geschlechtsverkehr oder als Reaktion auf körperliche Traumen im Genitalbereich, wie z. B. eine schwere Geburt, Operationen oder Krankheiten wie Endometriose, aber auch infolge psychisch traumatischer Erlebnisse wie sexuelle Gewalterfahrungen, entwickeln. Damit wird ein Vaginismus auch als konditionierter Reflex erklärt, der sich nach einer auslösenden, schmerzhaft erlebten Penetrationserfahrung oder auch infolge einer Dyspareunie entwickelt. In manchen Fällen kann auch die Befürchtung einer Frau, schwanger zu werden oder von dem Mann beherrscht zu werden, aber auch die Angst, die Kontrolle über sich zu verlieren oder Verletzungen zu erleiden, die Ursache für die spastische vaginale Verkrampfung sein.

Oft haben auch die Partner vaginistischer Frauen selbst unbewusste sexuelle Ängste, die sie unbewusst an die Frau delegieren, so dass es zu einer sog. unbewussten Kollusion in der Beziehung kommen kann (siehe Frage 25).

Als tiefer verwurzelte unbewusste Angst der betroffenen Frauen gilt die Ablehnung der weiblichen Geschlechtsidentität. Daraus wurden aus tiefenpsychologischer Sicht drei unterschiedliche Persönlichkeitstypen vaginistischer Frauen beschrieben:

- der Dornröschentyp, der eine infantile (kindlich-neurotische) Frau darstellt, die mit dem Partner in einem Bruderarrangement lebt

- der Brunhildetyp, der Sexualität als Geschlechterkampf versteht und Weiblichkeit als Zeichen von Schwäche und Passivität sieht und

- der Bienenkönigintyp, der zwar ein Kind möchte, aber die Sexualität verweigert, die als erniedrigend und unangenehm erlebt wird.

Jede Typologie wird dem Einzelfall natürlich nicht gerecht, so das auch andere individuelle Ursachen, die sich aus der Lebensgeschichte und der Psychodynamik ableiten lassen, eine Rolle spielen können.

91. Vaginismus:
Wie kann man ihn behandeln?

Das Ziel einer psychologischen Vaginismustherapie ist ein stufen-
weiser Abbau der vaginistischen Verkrampfung und ein angstfreies Sicheinlassenkönnen auf die Einführung des Gliedes. Dazu
empfiehlt es sich, dass sich die betroffene Frau zunächst mit Hilfe
eines Spiegels durch leichtes manuelles Betasten mit dem eigenen
Geschlechtsteil vertraut zu machen lernt. Im nächsten Schritt soll
sie versuchen, in einem entspannten Zustand die eigene Finger-
spitze in die Scheide einzuführen. Wenn dies gelingt, kann sie in
einem weiteren Schritt einen, später dann zwei Finger usw. in die
Vagina einführen. Begleitend können Übungen zur Stärkung der
Beckenbodenmuskulatur, wie z. B. Kegel-Übungen, durchgeführt
werden. Dabei werden die Muskeln um die Scheide herum stark
angespannt und dann lockergelassen, so dass die Frau ein besse-
res Gefühl für diese Muskeln bekommen kann. Hilfreich ist auch
das zehn- bis fünfzehnmalige 3 bis 4 mal tägliche Anspannen des
sog. PC-Muskels (Musculus pubococcygeus), also desjenigen Mus-
kels, mit dem der Harnstrahl angehalten werden kann.

Als alternative Behandlung gilt die schrittweise systematische
Desensibilisierung mit Hilfe sog. Hegar-Stifte verschiedener Größe,
die auch zur Behandlung der Dyspareunie eingesetzt werden.
Hegar-Stifte sind Dilatatoren, die als medizinische Instrumente
normalerweise in der Gynäkologie verwendet werden. Solche
Erweiterungshilfen sind aus Leichtmetall und hohl. Sie können
leicht desinfiziert und mit der Hand erwärmt sowie mit Gleit-
mitteln befeuchtet werden. Zur Vaginismustherapie wird meist
ein Satz von fünf Dilatatoren im Durchmesser von 10 bis 26 mm
benutzt. Wichtig ist zu wissen, dass die Stäbe bei der Vaginismustherapie nicht zur Dehnung der Scheide dienen, sondern ausschließlich zur systematischen Desensibilisierung der vaginisti-

schen Reaktion und zum Abbau der unbewussten Ängste vor dem Verletztwerden durch das Glied.

Der Hegar-Stift mit dem kleinsten Durchmesser wird mit der Hand angewärmt, mit Gleitcreme eingerieben und so weit in die Scheide eingeführt, bis ein Widerstand spürbar wird. Auf keinen Fall darf der Stift gegen die vaginistische Reaktion gedrückt werden. Ist der Dilatator eingeführt, sollte er ca. eine Viertelstunde in der Scheide belassen werden. In dieser Zeit führt die Frau weiter die ggf. zuvor erlernte Entspannung durch und achtet dabei auf ihre Gefühle und Empfindungen im Genitalbereich. Wenn das Unbehagen abnimmt und das Einführen des ersten Hegar-Stiftes nach mehrfacher Wiederholung keine Probleme mehr bereitet, werden in den darauffolgenden Schritten die weiteren Stifte mit zunehmender Dicke verwendet. Bei jedem Übungsdurchgang sollten jedoch alle bisher erfolgreich erprobten Stifte mit ansteigendem Umfang nacheinander eingeführt werden. Dabei wird der erste nur kurz und der jeweils dickste am längsten eingeführt, bis etwa die Größe des erigierten Gliedes des Partners erreicht ist. Sobald der größte Stab problemlos verwendet werden kann, wird das Glied langsam eingeführt. Als Koitusposition empfiehlt sich dazu die Stellung, bei der die Frau über dem auf dem Rücken liegenden Partner kniet, um das Glied selbst einführen zu können.

Die Übungen mit den Hegar-Stiften kann von der betroffenen Frau alleine oder auch im Rahmen paarsexualtherapeutischer sog. Sensualitätsübungen mit dem Partner zusammen vorgenommen werden. In denjenigen Fällen, in denen tiefer verwurzelte unbewusste Ängste als Ursache zugrunde liegen, ist neben den verhaltenstherapeutischen Maßnahmen eine tiefenpsychologisch fundierte Einzeltherapie empfehlenswert. Aber auch hypnotherapeutische Methoden können sich als wirksam erweisen.

Als somatische Therapie werden auch Beruhigungsmittel, angstreduzierende Medikamente und lokale Betäubungsmittel verschrieben. In der Wirksamkeit umstritten ist auch die intramuskuläre Injektion des Botulinumtoxins A.

Die Behandlung vaginistischer Frauen hat eine sehr gute Prognose, da diese Störung meist isoliert auftritt, d. h. nicht in Verbindung mit anderen sexuellen Funktionsstörungen besteht.

Nachorgastische Reaktionen
92. Missempfindungen nach dem Höhepunkt: Kann ein Orgasmus auch zu Unbehagen führen?

Tatsächlich gehen bei manchen Frauen und Männern sexuelle Aktivitäten mit Schmerzen und Missempfindungen einher. Meistens sind solche Schmerzen aber zumindest organisch mitbedingt. So kann es zu schmerzhaften Samenergüssen durch eine Verengung der Harnröhre oder durch Infektionen kommen. Häufig klagen vor allem junge Männer auch über ein Hodenziehen nach längeren Perioden sexueller Erregung ohne Ejakulation. Manchmal kommt es bei Männern auch zu Schmerzen an der Eichel und bei Frauen zu Klitorisschmerzen und Beckenbodenkrämpfen. Auch wird von migräneartigen Kopfschmerzen kurz vor dem Orgasmus oder auch von Krämpfen der analen Schließmuskeln berichtet. Manchmal treten sowohl bei Männern als auch bei Frauen Überempfindlichkeiten im genitalen Bereich und auch ein genitales Hautjucken auf. Andere genitale Missempfindungen, die einige Frauen und wenige Männer nach einem koitalen Orgasmus, manchmal auch nach der Masturbation, erleben, äußern sich sich z. B. in einem unangenehmen Ziehen oder Kribbeln, aber auch über Kreuz- und Kopfschmerzen wird geklagt.

Häufiger als solche körperlichen sog. nachorgastischen Reaktionen sind jedoch psychische Verstimmungszustände unterschiedlichster Art. Manche Menschen berichten, dass sie sich sehr lange nach dem Geschlechtsverkehr müde und abgeschlagen fühlen und nicht in Gang kommen. Auch wird von innerer Unruhe, Gereiztheit, Schlaflosigkeit, von Depressionen und Traurigkeit mit Weinanfällen, von innerer Leere, einem Ekel oder aggressiver Missgestimmtheit berichtet. Verbunden sind diese Gefühle meist mit dem Wunsch, allein zu sein und sich vom Partner eine Zeitlang abzukehren. Nachorgastische Missempfindungen können nur kurz auftreten oder noch bis zum folgenden Tag anhaltend sein. Sie können so belastend sein, dass der Orgasmus regelrecht sogar gefürchtet wird. Nachorgastische Verstimmungen ohne gleichzeitiges Vorhandensein anderer sexueller Funktionsstörungen sind sehr seltene Erscheinungen.

Als Ursachen werden zugrundeliegende neurotische Störungen oder Persönlichkeitsstörungen vermutet. Möglicherweise spielt aber auch ein geschlechtsunterschiedliches Verhalten eine Rolle. Für Männer ist die Ejakulation in der Regel der Schlusspunkt der sexuellen Aktivität, während Frauen sich nach dem Orgasmus noch Zärtlichkeiten wünschen, die aber meist ausbleiben, weil Männer, im Gegensatz zu Frauen, nach dem Orgasmus ein größeres Schlafbedürfnis haben.

VII. Behandlung

93. Sexualberatung: In welchen Fällen kann sie helfen?

Bei weniger schwerwiegenden sexuellen Problemen können Beratungsgespräche äußerst hilfreich sein. So lassen sich etwa ein Viertel bis ein Drittel der Probleme, deretwegen eine Behandlungsinstitution aufgesucht wird, erfahrungsgemäß durch eine kompetente Sexualberatung erheblich verbessern. Vor allem bei leichten und noch nicht chronifizierten sexuellen Beeinträchtigungen reicht sie in vielen Fällen völlig aus.

Aufgabe einer Sexualberatung ist es, die störungsverursachenden Faktoren herauszufinden und geeignete Maßnahmen zu ergreifen oder weitere Behandlungsmaßnahmen vorzuschlagen. Das praktische Vorgehen kann sich an den ersten drei Stufen des PLISSET-Modells von Annon (1974) orientieren. Das «P» steht dabei für Permission (Erlaubnis), «LI» für Limited Information (begrenzte Information), «SS» für Specific Suggestions (konkrete Vorschläge) und «IT» für Intensive Therapy (intensive Therapie).

In der Stufe 1 gibt der Berater quasi die **Erlaubnis**, dass über den gesamten sexuellen Bereich gesprochen werden darf. In der Stufe 2 erteilt der Berater **Informationen**, die für die Ratsuchenden mit ihrer speziellen sexuellen Problematik hilfreich sind. Stufe 3 umfasst direkte **Vorschläge** und Empfehlungen, die für den Ratsuchenden geeignet sind. Mit Stufe 4 ist die eigentliche intensive **Therapie** gemeint, die eine Beratungssituation bei weitem überschreitet.

Annons Vierstufenmodell trägt dem Schweregrad der sexuellen Problematik und dem Fortschreiten notwendiger Beratungs- oder Behandlungsmaßnahmen sehr anschaulich Rechnung und erweist sich zudem als einprägsam.

Der Unterschied zwischen einer Beratung und einer Behandlung liegt darin, dass sich eine Beratung an «Gesunde» richtet, die auch in der Lage sind, die Vorschläge und Informationen umzusetzen. Deshalb ist auch die Sexualberatungsdauer zeitlich überschaubar eingegrenzt. Sie sollte in der Regel zehn Stunden nicht überschreiten. Eine Behandlung dagegen richtet sich an Menschen, die aufgrund der Schwere der Problematik, manchmal auch aus innerseelischen Konflikten heraus, nicht in der Lage sind, die Erkenntnisse auch umzusetzen. Je tiefer liegend eine Störungsursache ist, je mehr wird sich eine bloße Sexualberatung als nicht ausreichend erweisen. Hat z. B. ein vorzeitiger Erguss nur oberflächliche Gründe und war er für den Klienten kein Problem, weil seine Partnerin bisher zufrieden war, werden die vorgeschlagenen Verhaltenstechniken wirksam sein. Liegt ein innerseelischer Konflikt zugrunde, wird sich das Problem vermutlich so nicht lösen lassen oder es verlagert sich danach nur auf einen anderen Bereich.

Die häufigsten Beratungsthemen und -inhalte sind

- Aufklärung zu Fragen, die die «normale Sexualität» betreffen,

- Probleme im Umgang mit abweichender sexueller Orientierung,

- altersabhängige sexuelle Veränderungen,

- Sexualität in der Schwangerschaft,

- Fragen zur Empfängnisverhütung,

- Aufklärung und Information zu Wechseljahresbeschwerden,

- Eltern/Kind-Probleme, die den Umgang mit Sexualität betreffen,

- Hilfe nach sexuellen Missbrauchserfahrungen und Vergewaltigung,

- Auswirkungen körperlicher Erkrankungen auf die Sexualität und

- Informationen über Therapiemöglichkeiten.

Da sexuelle Probleme in der Regel in Beziehungen auftreten, ist es sinnvoll, wenn die Sexualberatung beide Partner einbezieht und sie im Paar-Setting durchgeführt wird.

94. Psychotherapie: Wann empfiehlt sich eine Einzeltherapie?

Eine psychotherapeutische Behandlung kann in unterschiedlicher Form stattfinden. Sie kann mit dem Betroffenen einzeln durchgeführt werden oder auch in einer Gruppe oder mit dem Partner. Manchmal ist eine Paarbehandlung auch in einer Gruppe angebracht oder eine Einzelbehandlung wird einer Paarbehandlung vorgeschaltet.

Eine Einzeltherapie ist indiziert, wenn vorwiegend eine Persönlichkeitsproblematik als Störungsursache zugrunde liegt. Bezüglich der Behandlungsmethoden lassen sich unterschiedliche Ansätze unterscheiden. So gibt es verhaltenstherapeutische und kognitiv-behaviorale Verfahren, die vorwiegend symptomorientiert sind und Techniken beinhalten, die auf die Beseitigung der Störung ausgerichtet sind. Tiefenpsychologisch fundierte Therapien stellen den unbewussten innerseelischen Konflikt ins Zentrum, der als störungsverursachend angesehen wird. Beide Behandlungsformen werden in Deutschland von den Krankenkassen als sog. Richtlinienverfahren kostenmäßig übernommen. Daneben gibt es hypnotische und imaginative Verfahren, mit denen durch Suggestionen oder innere Vorstellungen Veränderungen im Unbewussten vorgenommen werden, die sich dann auch im Verhalten zeigen sollen, oder körperzentrierte und erfahrungsorientierte Behandlungen, die auf das Wahrnehmen und Erleben neuer Erfahrungen ausgerichtet sind. Hinzu kommen Gesprächstherapien und verschiedene Entspannungsverfahren, die das Nervensystem mit einbeziehen, wie das Autogene Training, oder die den Schwerpunkt auf die Entspannung der Muskeln legen, wie die Progressive Muskelrelaxation nach Jacobsen.

Manche Therapeuten gehören keiner bestimmten Schule an, sondern sie verwenden einzelne Elemente der verschiedenen Richtungen und schneiden sie auf die spezielle Problematik zu.

Eine solcher Behandlungsansatz wird als eklektisch (wörtlich: ausgewählt) bezeichnet. Wenn sie in einem Gesamtbehandlungsplan eingebettet ist, hat sich eine Kombination verschiedener therapeutischer Maßnahmen aus unterschiedlichen Therapieverfahren bei der Behandlung sexueller Störungen als sehr effektiv erwiesen.

Nicht nur Behandler verbinden Therapiemethoden, sondern es gibt auch einige Therapierichtungen, die Verfahren anderer Schulen integrieren und somit neue Ansätze kreieren. Ein solcher Durchbruch in der Behandlung sexueller Funktionsstörungen entstand durch die Beiträge von Masters und Johnson 1970 (dt.: 1973). Sie entwickelten ein auf verhaltenstherapeutischen Elementen beruhendes Behandlungskonzept, das mit einer hohen Erfolgsquote und einer ungewöhnlich kurzen Therapiezeit das bis heute wirksamste Verfahren darstellt. In der von ihnen entwickelten Form der Sexualtherapie wird nicht nur der Partner einbezogen, sondern das Paar wird als Patient betrachtet. Auch dieses Konzept wurde später modifiziert, indem zusätzlich tiefenpsychologische Ansätze einbezogen wurden oder kommunikationspsychologische Aspekte. Der Gedanke dabei war zum einen, dass die Beseitigung eines sexuellen Symptoms die Paardynamik verändert und therapeutisch bearbeitet werden sollte, damit es nicht zur Symptomverschiebung kommt oder der Konflikt nur in einen anderen Bereich verlagert wird, sofern das Vorhandensein der sexuellen Störung durch die Paardynamik bedingt oder aufrechterhalten wird. Zum anderen ging man davon aus, dass Sexualität die Kommunikation verbessert und menschliche Grundbedürfnisse nach Zuwendung und Geborgenheit erfüllen muss.

Der Erfolg einer jeden Psychotherapie bei sexuellen Störungen hängt im Grundsatz davon ab, ob

- der eventuell zugrunde liegende innerseelische Konflikt erfolgreich aufgearbeitet werden konnte,

- sich die Selbstverstärkungsmechanismen, d. h. die Angst zu versagen und das Vermeidungsverhalten auflösen ließen,

- die möglicherweise vorhandenen sexuellen Erfahrungs- und Wissensdefizite beseitigt werden konnten und

- die Sexualität von einem möglicherweise bestehenden Partnerkonflikt so entkoppelt werden konnte, dass die Spannung nicht mehr auf das Sexuelle übergreift.

Die reine Einzeltherapie ist bei sexuellen Störungen in der Regel nur bei Menschen ohne Partner angebracht. Oft handelt es sich bei solchen Menschen um Patienten, die erhebliche Kontaktprobleme haben und denen es bis dahin nicht gelungen ist, eine tragfähige Beziehung aufzubauen. Den Grund dafür vermuten sie in ihrer sexuellen Problematik. Aber auch ein einzeltherapeutisches Setting kann von einem sexualtherapeutischen Grundvorgehen getragen sein. So gibt es Einzelübungen, die Zilbergeld (1993) für Männer ausgearbeitet hat und Trainingsprogramme, die Barbach (1977) in ihrem Buch für Frauen auf deutsch veröffentlicht hat. Sie können therapiebegleitend angewendet werden. Darüber hinaus umfasst die Einzelpsychotherapie den Abbau von Leistungs- oder Versagensängsten und sexueller Hemmungen sowie den Aufbau von sozialen Fertigkeiten und von sexueller Kompetenz, im Einzelfall auch die Behebung innerseelischer Konflikte. Einzeltherapien können im speziellen Fall auch in eine somatische Behandlung eingebettet sein.

Wenn eine Partnerschaft besteht, sich aber einer von den beiden weigert, an einer gemeinsamen Behandlung teilzunehmen, sollten erfahrungsorientierte Einzelübungen bei nur einem Partner nur unter Vorbehalt zum Einsatz kommen, da sie die Paardynamik ungewollt verändern können.

95. Sexualtherapie: Was ist darunter zu verstehen?

Als Sexualtherapie werden in Fachkreisen diejenigen Behandlungsformen bezeichnet, die auf dem Konzept von Masters und Johnson (1973) und den späteren Weiterentwicklungen beruhen. Der entscheidende Unterschied gegenüber anderen Verfahren stellt bei der Sexualtherapie das Paar-Setting dar, wobei nicht nur die Patienten, sondern auch die Therapeuten als Paar in Erscheinung treten. Eine weitere Neuerung gegenüber den bis dahin üblichen Methoden bestand in der Art der therapeutischen Übungen (sog. Sensualitätsübungen, s. Frage 98), denen eine besondere Bedeutung zukommt. Aber auch andere symptomzentrierte und erfahrungsorientierte psychotherapeutische Verfahren werden zur Behandlung sexueller Störungen eingesetzt und manchmal in Kurzform Sexualtherapie genannt.

Die Sexualtherapie nach Masters und Johnson und vor allem ihre durch die Einbeziehung psychodynamischer Elemente modifizierte Formen sind zur Behandlung sexueller Funktionsstörungen heute das Verfahren der Wahl. Ausgehend von der Sichtweise, dass sich sexuelle Funktionsstörungen immer in der Beziehung zweier Menschen ausdrücken, unabhängig davon, wer von ihnen Symptomträger ist, wird das Paar als Patient gesehen, so dass die Behandlung konsequenterweise auch in einer *Paartherapie* durchgeführt wird. Damit jeder der beiden Partner einen Vertreter des eigenen Geschlechts auf der Therapeutenseite findet, der ihn aufgrund der eigenen Erfahrung besser verstehen und interpretieren kann, wird das Patientenpaar auch von einem Therapeutenpaar behandelt. Außergewöhnlich im Konzept von Masters und Johnson war auch, dass die Behandlung als *Intensivtherapie* quasi stationär in einem Zeitraum von zwei bis drei Wochen durchgeführt wurde. Dazu musste sich das Paar für diese Zeit in einem Hotel einmieten und sollte außerhalb der üblichen

Alltagsverpflichtungen sein. Nach einem festen Programm wurden täglich mehrere Sitzungen mit dem Therapeutenpaar anberaumt. Die übrige Zeit stand dem Paar für die therapeutischen Übungen zur Verfügung. Diese setzten sich aus einer Reihe von systematisch aufgebauten Verhaltensanweisungen mit ansteigendem Schwierigkeitsgrad zusammen. Die vom Paar berichteten Erfahrungen wurden dann jeweils in der nächsten Sitzung besprochen, in der auch die nächsten Therapieschritte angewiesen und erläutert wurden. Das zu Beginn der Behandlung ausgesprochene Koitusverbot hatte den Sinn, die Sexualität auf die jeweiligen Übungsschritte begrenzt zu halten und das Paar von sexuellen Ängsten zu entlasten. Ziel war auch, dem Paar zu ermöglichen, Sexualität in allen körperlichen Ausdrucksformen und nicht nur auf den Geschlechtsakt konzentriert erleben zu lassen. Dies geschah durch die sog. Sensualitätsübungen, durch die das Paar lernte, den eigenen Körper und den des Partners wahrzunehmen und kennen zu lernen. Die stufenweise aufgebauten Übungen reichten dabei von nichtgenitalem, entspannungsbetonten über genitales erkundendes Streicheln sowie dem Erlernen des Spiels mit der Erregung bis zum Stimulieren und schließlich dem Einführen des Gliedes zunächst ohne Beckenbewegung, dann mit erkundenden Bewegungen. Am Ende erfolgte die Freigabe der sexuellen Aktivität nach den individuellen Wünschen des Paares. In den anschließenden Besprechungen mit dem Therapeutenpaar wurden die Erfahrungen und auch die aufgetretenen Schwierigkeiten durchgesprochen.

Das dargestellte Behandlungsschema wird bei der Behandlung sämtlicher sexueller Funktionsstörungen durchgeführt. Bei der Behandlung der vorzeitigen Ejakulation (s. **Frage 99)** und beim Vaginismus kommen allerdings noch ergänzend spezifische Schritte hinzu.

Seit 1973 wurden zahlreiche Modifikationen vorgenommen und wissenschaftlich überprüft. Dabei zeigte sich, dass die Behandlung auch mit nur einem Therapeuten sowie ambulant mit ein bis zwei Sitzungen wöchentlich in gleicher Weise wirksam war.

Eine weitere Entwicklung war das Einbeziehen der Paardynamik in die Therapie. Arentewicz und Schmidt (1993) erweiterten mit ihrem Hamburger Paartherapieprojekt die «Techniktheorie» der Übungen insofern weiter, als sie den Verhaltensanweisungen über den Übungszweck hinaus einen zusätzlichen Sinn dadurch gaben, dass sie sie als Katalysatoren für den therapeutischen Prozess ansahen. So stellten sie die Bedeutung der Übungserfahrungen für die Paardynamik mit ins Zentrum. Zugrunde liegende innerseelische Konflikte des einzelnen Partners, z. B. die Angst vor passiver Hingabe und körperlicher Nähe, traten durch die Übungen hervor und konnten gleichzeitig durch die Sicherheit des Koitusverbotes schrittweise vermindert werden. Da die Ängste, Konflikte und Wünsche des Einzelnen und des Paares gleichzeitig sichtbar gemacht und behandelt werden konnten, nannten sie ihren auf dem Therapiekonzept von Masters und Johnson basierenden Behandlungsansatz «Paartherapie bei funktionellen Sexualstörungen».

Loewit (1994) ergänzte das Konzept von Masters und Johnson um den kommunikationstherapeutischen Aspekt. Er sah die sexuellen Probleme eines Paares vor allem als Störung ihrer Kommunikation an und war der Ansicht, dass die Sexualität weniger leistungsorientiert wird und damit weniger Versagensangst hervorruft, wenn mehr Gewicht auf die sexuelle Kommunikation gelegt wird. Sein Ansatz wurde zusammen mit Beier (2004) zu einer eigenständigen, jedoch auf dem Konzept von Masters und Johnson basierenden Methode, der sog. **syndyastischen Sexualtherapie** fortentwickelt.

Die Erfolgsquoten von Paar-Sexualtherapien betragen ca. 80 %, wobei die Wirksamkeit bei der erektilen Dysfunktion etwas niedriger liegt. Am niedrigsten ist sie bei Störungen der sexuellen Lust.

96. Gruppentherapie: Sind Frauen- und Männergruppen wirklich effektiv?

Aus wirtschaftlichen Gründen und zur Nutzung der therapeutischen Vorteile werden sexuelle Funktionsstörungen auch in Gruppen-Settings durchgeführt. Dies kann z. B. durch Frauen- und Männergruppen oder durch eine **Paargruppen-Sexualtherapie** geschehen. Dazu werden ca. drei bis fünf Paare in einer Gruppe mit ähnlichen Symptomen zusammengeführt und nach dem Sexualtherapiekonzept von Masters und Johnson (**s. Frage 98**), allerdings mit jeweils dem einzelnen Paar individuell angemessenen Anleitungen behandelt. Bei der wissenschaftlichen Überprüfung hat sich dieses Setting jedoch als etwas weniger erfolgreich erwiesen als eine Einzelpaarsexualtherapie und es gab eine deutlich höhere Quote von Trennungen der Paare. Unter dem Aspekt der Gruppendynamik und der Dynamik von Paarbeziehungen lässt sich dieses fast regelmäßig auftretende Phänomen jedoch erklären: In nahezu jeder Partnerschaft herrscht ein Spannungsfeld von Trennung und Harmonie, das stets mehr oder weniger aktuell ist. Es kann sich gruppendynamisch so entfalten, dass auf ein Paar, stellvertretend für die anderen, die trennenden Affekte und Handlungen delegiert werden, während die anderen Paare dadurch die Möglichkeit einer projektiven Abwehr haben und sich harmonisierend zusammenschließen können. Von erfahrenen Therapeuten lässt sich aber der Abwehrcharakter der abgrenzenden Harmonisierung bei den anderen Paaren sowohl zum Schutz des therapiegefährdeten Paares als auch zum Zweck, dass sich jedes Paar mit dem eigenen Trennungsgefährdungspotenzial selbst auseinandersetzen kann, therapeutisch verwerten.

Die erhöhte Trennungsquote kann auch andere Gründe haben. So besteht in Paargruppen die Möglichkeit, dass ein Teilnehmer von der Gruppe gegen seinen Partner unterstützt wird oder dass Koalitionen mit anderen Gruppenteilnehmern eingegangen werden. Auch diese Aspekte werden von qualifizierten Therapeuten erkannt und können aufgefangen werden. Bei Nutzung der therapeutischen Vorteile stellen Gruppentherapien eine gute Alternative zu Einzelpaartherapien dar und führen zu gleichen Erfolgen wie diese.

Für Menschen mit sexuellen Störungen, die keinen festen Partner haben oder deren Partner nicht bereit ist, eine Behandlung gemeinsam durchzuführen, besteht die Möglichkeit, sich einer therapeutischen Frauen- oder Männergruppe anzuschließen. Vor allem Frauen mit Orgasmusstörungen können in reinen **Frauengruppen** erfolgreich behandelt werden. Unter der Verhaltensanleitung einer Therapeutin führen die Teilnehmerinnen zuhause bestimmte Übungen durch (s. **Frage 100**), mit deren Hilfe ein positives Verhältnis zum eigenen Körper und ein verstärktes Selbstvertrauen erreicht werden können. Dabei spielt die Masturbation eine therapeutisch zentrale Rolle, wobei der Schwerpunkt nicht auf der Selbstbefriedigung im eigentlichen Sinne liegt, sondern auf der Möglichkeit, den eigenen Körper besser kennen und wahrnehmen lernen zu können. Viele Frauen empfinden es auch als hilfreich, sich unter Geschlechtsgenossinnen austauschen zu können und Verständnis zu erleben.

Therapeutische **Männergruppen** haben sich dagegen genau aus diesen Gründen weniger bewährt. So werden bei Männern, die über ihre Körperwahrnehmungen in einer Männergruppe sprechen sollen, leicht Homosexualitäts-, aber auch Potenz- und Rivalitätsängste geweckt, die schließlich zum Ausscheiden aus der Gruppe führen können. Auch fällt es Männern, im Gegensatz zu Frauen, meist schwerer, einen schützenden Gruppenzusammenhalt zu stiften.

Das therapeutische Vorgehen in Männergruppen orientiert sich heute meist an dem von Zilbergeld (1975) entwickelten Behandlungsprogramm, in dem hauptsächlich Elemente des Selbstsicherheitstrainings zur erleichterten Kontaktaufnahme zu Frauen sowie eine Art systematischer Desensibilisierung bei der Masturbation zum Abbau von Versagensängsten zum Einsatz kommen.

97. Paartherapie: Ist sie für jeden angebracht oder kann man nicht auch selber üben?

Eine nicht sexualbezogene Paarbehandlung ist immer dann angezeigt, wenn allgemeine Paarkonflikte eindeutig im Vordergrund stehen und die sexuelle Problematik lediglich als Schauplatz für die Austragung dieser Konflikte dient. Liegen jedoch sexuelle Funktionsstörungen vor, unabhängig davon bei wem, ist eine Paar-Sexualtherapie indiziert.

Für manche Patienten mit einer ausgeprägten Abneigung gegenüber Sexualität oder für Frauen mit sexuellen Missbrauchserfahrungen stellen die Sensualitätsübungen im Sexualtherapiekonzept von Masters und Johnson (s. **Frage 98**) bereits eine zu hohe Hürde dar, so dass in diesen Fällen im Rahmen einer Paartherapie Einzelübungen vorgeschaltet werden können. Solche individuellen therapeutischen Übungen sind bei Patientinnen mit primären Erregungs- und Orgasmusstörungen sinnvoll und geeignet, aber auch bei Frauen, die mit ihrem Körper nicht vertraut sind oder Probleme haben, ihn zu akzeptieren.

Als Übungselemente werden Techniken eingesetzt, die von LoPiccolo und Lobitz (1972) entwickelt wurden und die der Selbsterfahrung des Körpers dienen sollen. Dazu zählen der Gebrauch von Vibratoren zur starken mechanischen Stimulation bei Orgasmusstörungen und bei ausbleibender Ejakulation, aber auch der Einsatz von sexuellen Phantasien und die Anwendung enthemmender Orgasmus-Rollenspiele. Für Frauen, die noch nie einen Höhepunkt hatten, wurde von LoPiccolo und Lobitz ein neunstufiges Masturbationstrainings-Programm (s. **Frage 100)** entworfen, durch das sie systematisch lernen können, ihre Angst- und Schuldgefühle dem eigenen Körper gegenüber abzubauen und neue positive Gefühle sowie bestimmte sexuelle Fertigkeiten aufzubauen. Sofern sie es bejahen, lernen die Frauen auch, wie sie über Masturbation einen Orgasmus erreichen können.

Während sich bei Frauen die Ergebnisse dieses Therapieprogramms als sehr effektiv erwiesen haben, zeigte sich bei erektionsgestörten Männern, dass gerade erfahrungsorientierte Übungen zu paradoxen Reaktionen durch Auslösen einer «Meta-Versagensangst» führen können. LoPiccolo, der Erfinder des Programms, erklärt dies damit, dass sich einige Männer in einer entspannten, sinnlichen Situation, in der sich eigentlich eine Erektion einstellen sollte, begonnen hätten, sich selbst zu beobachten und sich so selbst unter Erwartungsdruck zu setzen. Dadurch brachten sie genau die Störung hervor, gegen die das Entspannungsprogramm eigentlich hätte helfen sollen.

98. Sensualitätsübungen: Wie führt man sie denn aus?

Ein wichtiges Ziel der Sensualitätsübungen ist es, Leistungs- und Versagensängste abzubauen und die Betroffenen aus ihrer Zuschauerrolle, die sie häufig während des sexuellen Geschehens einnehmen, herauszuholen. Auch steht nicht die spezielle Störung bei einem der beiden Partner im Mittelpunkt, sondern das Problem wird immer innerhalb der Beziehung gesehen, so dass der Patient das Paar ist, das behandelt wird. Dies ermöglicht es dem Paar, das sexuelle Problem, wie auch immer es beschaffen ist, als ein gemeinsames zu sehen. Beide Partner lernen auf die gleiche Weise ihren eigenen Körper und den des Partners wahrzunehmen, ohne dass der Partner, der nicht das Symptom aufweist, als der «Erfahrene» oder gar als der «Co-Therapeut» angesehen wird. Gewährleistet ist dies, indem sich beide Partner in der Rolle des Gebenden und Empfangenden in einem bestimmten Rhythmus abwechseln und sich ganz in das Empfinden des passiven Genießens oder des aktiven Genussspendens hineinbegeben. Deshalb werden die Übungen auch Empfindungsfokussieren (Sensate Focus) oder Sensualitätsübungen genannt. Durch sie soll dem Paar ferner vermittelt werden, Sexualität in allen körperlichen Ausdrucksformen und nicht nur auf den Geschlechtsakt konzentriert zu spüren. Die Sensibilitätsübungen bewirken außerdem, Kontakt zwischen dem Paar wieder herzustellen, wo vielleicht seit Jahren keiner mehr vorhanden war.

Da durch die Übungen auch tief sitzende und bisher verborgene Feindseligkeiten und andere Konflikte zu Tage treten können, sollten sie fachlich begleitet sein und nur im Rahmen einer Sexualtherapie, auf keinen Fall vom Paar alleine, vorgenommen werden. Auch kommt die Möglichkeit der Korrektur bei auftauchenden Schwierigkeiten oder Fragen sowie die Aufarbeitung der vom

Paar berichteten Erfahrungen hinzu, die einen therapeutischen Rahmen unabdingbar machen.

Zu Beginn der Übungen gibt es ein Koitusverbot, damit das Paar von sexueller Leistungs- und Versagensangst entlastet ist und die Sexualität auf die jeweiligen Übungsschritte begrenzt gehalten wird. Im Zentrum des Empfindungsfokussierens steht das Wahrnehmen und Kennenlernen des eigenen Körpers und den des Partners. Die Übungen sind systematisch strukturiert und stufenweise aufgebaut. Sie dauern ca. 30 Minuten und sollen mindestens zweimal in der Woche durchgeführt werden. Der jeweils nächste Übungsschritt erfolgt erst dann, wenn die Stufe davor mindestens ca. 10 Mal angstfrei und problemlos von dem Paar bewältigt wurde. Da die Partner unbekleidet sind, sollten sie für Wärme sorgen und für ein angenehmes räumliches Ambiente mit gedämpftem Licht.

Die Übungen sind so gehalten, dass beide Partner nach jeweils fünf Minuten die Rollen vom aktiven Streichler und «Geber» zum passiven Genießer und «Nehmer» wechseln. Beide Partner einigen sich, wer als erster in der passiven Rolle sein möchte. Bei Uneinigkeit losen sie es aus. Der erste der beiden Partner, der in der Nehmerrolle ist, legt sich auf den Bauch und konzentriert sich auf das kreative Gestreicheltwerden durch den aktiven Partner. Dieser probiert unterschiedliche Druckstärken und Berührungsformen aus, wobei er den Genießer auch mit unterschiedlichen Körperteilen streicheln darf. Der Nehmer sollte ihn jedoch nicht steuern. Als Ausnahme gilt nur, wenn ihm eine Berührung unerträglich wird. Nach fünf Minuten tauschen sie die Rollen und der aktive Streichler legt sich auf den Bauch und wird nun zum Genießer. Nach ca. wiederum fünf Minuten legt sich der erste Partner auf den Rücken, um in dieser Position das Gestreicheltwerden zu genießen. Nach wiederum fünf Minuten erfolgt dann der Rollenwechsel und nach weiteren fünf Minuten wird wieder die erste Übung auf dem Bauch liegend ausgeführt, die dann ebenfalls im Rollentausch erfolgt. Das Streicheln darf nicht fordernd sein und kein Körperteil soll ausgelassen werden bis – und das ist wichtig – auf den Genital- und Brustbereich.

Wenn die erste Übungsstufe keine Probleme mehr bereitet, erfolgt der zweite Übungsschritt, in dem auch die Genitalregion und die Brüste in die Streichelübungen einbezogen werden dürfen, allerdings, und das ist wieder wichtig, nur durch ein neutrales und nicht stimulierendes Darüberstreichen. Sofern auch dieser

Übungsschritt oft genug erprobt worden ist, erfolgt das erkundende Streicheln der Genitalien als dritter Übungsschritt. Der Koitus bleibt jedoch weiterhin verboten und auch jede Form des Stimulierens. Das «Rahmenprogramm» bleibt ebenfalls immer das gleiche, es wird nur stufenweise ausgedehnt. So darf beim erkundenden Streicheln der Aktive den auf dem Rücken liegenden Genießer genital erkunden, ihn anschauen und auch «neutral» berühren, bis ihm die Geschlechtsteile des Partners so vertraut erscheinen wie sein Gesicht. Der vierte Übungsabschnitt umfasst das stimulierende Streicheln, jedoch ohne einen Orgasmus anzustreben. Es kommt vielmehr darauf an, dass das Paar erlernt, mit der Erregung ohne Druck zu spielen und sie angstfrei aufbauen, aber auch wieder abklingen lassen zu können. Eine solche Erfahrung wird «Teasing» genannt und ist vor allem für Männer wichtig, die mit erektiler Dysfunktion zu kämpfen haben. Sie ermöglicht es den Paaren aber auch, gelassen aufeinander warten zu lernen.

Auch die nächsten drei Übungsabschnitte sind eingebettet in das therapeutische Rahmenprogramm. Sie umfassen die Einführung des Penis, wobei die Koitusposition gewählt wird, bei der der Mann auf dem Rücken liegt und die Frau sich mit dem Gesicht zu ihm so über ihn kniet, dass sie das Glied selbst einführen kann. Ziel der Übung ist nicht der Orgasmus, sondern dass sich beide auf die Empfindungen mit eingeführtem Glied sowie den Erregungsgrad zu konzentrieren lernen und dabei mit dem Anspannen und Lösen der Beckenbodenmuskeln spielerisch umzugehen wissen. Danach wird die Verbindung wieder gelöst, ebenso, wenn die Erregung zu stark zu werden droht, und das Rahmenprogramm wird weiter fortgesetzt. Im nächsten Übungsschritt darf die Frau das Becken bei eingeführtem Penis langsam bewegen und auch der Mann kann langsame Stoßbewegungen machen, sofern die Frau es wünscht. Wird die Erregung zu stark, legt das Paar eine Pause ein und beginnt mit der Bewegung, ggf. der Einführung, erneut. Wenn das Paar diese Stellung einige Minuten beibehalten kann, ohne dass es den Mann zum Orgasmus drängt, hat sich ihr sexuelles Miteinander meist schon entscheidend geändert. Oft berichteten die Frauen, dass sie sich zum ersten Mal sexuell wohlfühlten im Leben und seither auch auf ihr eigenes Vergnügen achten. Auch Männer haben ihre Leistungsängste und ihre Konzentration auf den schnellen Orgasmus bis dahin in der Regel verloren. Meist ist für Männer auch die Erfahrung neu, am ganzen

Körper gestreichelt zu werden und empfindsame, nicht-genitale Bereiche zu haben. Das Grundprogramm wird anschließend fortgesetzt, dem Paar ist aber erlaubt, sich nicht-koital zum Orgasmus zu bringen, falls die Erregung zu stark war. Im dritten Übungsschritt schließlich darf das Paar in der beschriebenen Koitusposition zum Orgasmus kommen. Im letzten Schritt des Programms probieren die Paare verschiedene Stellungen aus, wobei das Grundprogramm jedoch beibehalten wird, was den Paaren bis dahin meist aber schon zum Bedürfnis geworden ist.

Das dargestellte Schema gilt für die Behandlung aller sexueller Funktionsstörungen. Bei der vorzeitigen Ejakulation und beim Vaginismus wird es jedoch um spezifische Schritte ergänzt (s. Fragen 99 und 100).

99. Behandlungstechniken beim Mann: Wie funktionieren Stop/Start-Methode, Squeeze-Technik und Teasing?

Die Stop/Start-Methode zielt darauf ab, dass Männer mit einem vorzeitigen Samenerguss lernen, den Zeitpunkt des «point of no return» des Samengusses genauer wahrzunehmen, um ihre Erregung und den Ejakulationsprozess besser steuern zu können. Mit dem therapeutischen Training der Kontrollfähigkeit lässt sich eine vorzeitige Ejakulation mit fast 100 %-igem Erfolg behandeln. Das Verfahren kann isoliert geübt werden oder in die Sensualitätsübungen (s. Frage 98) bei der Stufe «stimulierendes Streicheln» eingebettet sein.

Im ersten Schritt wird der Penis stimuliert, bis der Mann ziemlich stark erregt ist. Der Mann konzentriert sich dabei selbst ganz auf seine sexuellen Empfindungen und die zunehmende Erregung. Sobald er sich der Orgasmusschwelle nähert, gibt der Mann seiner Partnerin ein Stop-Signal, woraufhin die sexuelle Stimulation unterbrochen wird. Das Paar pausiert solange, bis die Erregung leicht nachgelassen hat. Erst wenn der Mann der Partnerin ein Start-Signal gibt, nimmt sie die Stimulation erneut wieder auf, doch dieses Mal soll sich der Mann der Orgasmusschwelle noch stärker nähern, bevor er wieder ein Stop-Zeichen gibt. Dieses Vorgehen wird ca. drei- bis viermal wiederholt, bis beim letzten Mal die Orgasmusschwelle bewusst überschritten werden und es zu einer Ejakulation kommen darf. Zu beachten ist, dass die Erregung während der kurzen Stimulationspause nicht zu weit abfällt, so dass es zu einem Erektionsverlust kommt. Deshalb empfiehlt es sich, dass der Mann sich eine innere Skala von null bis zehn vorstellt, wobei null gar keine und zehn die stärkste Erregung darstellen soll. Das optimale Erregungsniveau liegt zwischen sechs und acht. Der Mann sollte versuchen, sich so lange wie möglich in diesem Bereich zu bewegen, denn bei neun ist die Nähe zur

Orgasmusschwelle zu kritisch und unter sechs das Erregungs-
niveau zu schwach. Bis zu diesem Schritt kann der Mann die
Stop/Start-Methode auch durch Selbststimulation praktizieren. Ist
die Steuerungsfähigkeit verbessert, wird das Verfahren auf den
Koitus übertragen. Dazu legt sich der Mann auf den Rücken und
die Frau kniet sich über ihn und führt den Penis in die Vagina ein.
Zunächst führen sie keine Beckenbewegungen aus, damit sich der
Mann an die Empfindung und die Situation, in der ja meist der
Erguss vorzeitig kommt, gewöhnen kann. Wird der Drang zur
Ejakulation zu groß, gibt der Mann seiner Partnerin ein Stop-
Zeichen, woraufhin sie die Vereinigung löst, um nach einer Erre-
gungspause das Glied erneut wieder einzuführen. Wenn dieser
Schritt gelingt, übt der Mann, sich weiter der Orgasmusschwelle
zu nähern, indem er gerade so viele Beckenbewegungen aus-
führt, dass die Erektion erhalten bleibt, während die Partnerin
sich aber noch nicht bewegen soll. Erst wenn er den Ejakulationsprozess sicher kontrollieren kann, darf auch die Frau auf sein Zeichen hin das Becken bewegen. Beim letzten Schritt nehmen beide
Partner eine seitliche Koitusstellung ein, weil sie von Vorteil ist.
In dieser Position darf die Frau ihr Becken frei bewegen und der
Mann kann, wenn seine Erregung zu sehr ansteigt, seine Beckenbewegungen oder die koitale Verbindung unterbrechen und doch
eine volle Erektion behalten. Gelingt auch das, wird die Erfahrung auf die Koitusstellung «Mann oben» ausgedehnt, da diese
Position von den meisten Männern als besonders problematisch
erlebt wird.

Zwar kann durch die Stop/Start-Methode ein von einem vorzeitigen Erguss betroffener Mann länger als zuvor stimuliert werden und eine höhere Schwelle für die Ejakulation erreichen, aber
oft erweist sich diese Methode als nicht ausreichend. Deshalb
wurde das Verfahren modifiziert. Statt ein Stop-Signal zu geben,
wird Druck auf die Eichel ausgeübt. Diese Verfahren ist als sog.
Quetsch- bzw. Druckmethode oder als Squeeze-Technik bekannt.

Die **Squeeze-Technik** ähnelt also der Stop/Start-Methode, doch
mit dem Unterschied, dass die Frau nach dem Beendigen der Stimulation nicht einfach nur pausiert, sondern den Penis dort, wo
die Eichel in den Penisschaft übergeht, fest drückt, da dieser
Schmerz die Erregung weiter senkt.

Im ersten Schritt stellt das Paar eine Erektion her, wobei der
Mann sich voll auf seine sexuellen Empfindungen und den Aufbau der sexuellen Erregung konzentrieren soll. Steigt der Drang

zum Erguss durch die Stimulierung an, gibt der Mann wie bei der Stop/Start-Methode ein Zeichen. Doch diesmal legt die Frau ihren Daumen auf das Glied in Höhe des Frenulum (Vorhaut-Bändchen) und den Zeige- und Mittelfinger ober- und unterhalb der Kranzfurche auf der Rückseite der Eichel. Dann drückt sie den Daumen und die beiden anderen Finger für 3 bis 6 Sekunden gegeneinander. Durch den spürbaren Schmerz vermindert sich der Drang zum Erguss. Sollte der Druck für den Mann zu unangenehm sein, kann die Partnerin alternativ auch ca. 8 bis 15 Sekunden lang etwas vorsichtiger drücken. Ist die Erektion ausreichend zurückgegangen, stimuliert die Frau den Penis erneut und wendet die Squeeze-Technik auf das Zeichen des Mannes hin an. Insgesamt sollte die Übung 3 bis 4 Mal hintereinander durchgeführt werden, wobei der Mann, wie bei der Stop/Start-Methode, sich jeweils der Orgasmusschwelle immer weiter nähert. Auf jeden Fall soll aber das Drücken erfolgen, bevor sich der Ejakulationsprozess nicht mehr beeinflussen lässt. Am Ende einer Übungsfolge, die aus Stimulation und Drücken besteht, kann die Frau den Partner bis zum Orgasmus stimulieren, sofern er es wünscht. Auch die Squeeze-Technik wird danach auf den Koitus übertragen. Geht die Erektion nach dem ersten Druck zurück, kniet sich die Frau über den auf dem Rücken liegenden Mann und führt den erschlafften Penis in die Vagina ein («Stopf»-Technik). Nach ein paar Minuten beginnt sie, sich langsam zu bewegen, bis das Glied erigiert ist. Kurz vor dem Orgasmus gibt der Mann ihr ein Zeichen, woraufhin sie den Penis aus der Scheide nimmt und ihn wie oben beschrieben drückt. Sobald die Erektion zurückgegangen ist, führt die Frau das Glied erneut in die Vagina ein und beginnt die Übung von vorn. Wie bei der Stop/Start-Methode dürfen die Partner mit zunehmendem Übungserfolg, zunächst der Mann allein, später beide abwechselnd und dann beide gemeinsam, Beckenbewegungen ausführen.

Der erste nicht-koitale Schritt der Squeeze-Technik kann, wie die Stop/Start-Methode, auch vom Mann selbst und allein praktiziert werden. Sie hat dann aber nicht immer den gleichen Effekt. Am wirksamsten ist es, wenn die Technik im Rahmen der Sensualitätsübungen mit therapeutischer Begleitung ausgeführt wird. Im allgemeinen dauert es zwei bis drei Monate, bis der Mann einen verlängerten Koitus haben kann, ohne Pausen oder Druck zu benötigen.

Als sog. **Teasing-Methode** wird das Aufbauen und Abklingen-lassen der Erektion bezeichnet. Sie empfiehlt sich bei psycho-gener erektiler Dysfunktion, die neben der Versagensangst auf der Einnahme der Beobachterrolle, die die Unsicherheit verstärkt, beruht, und wird am besten im Rahmen des Sensualitätstrainings in einer Sexualtherapie durchgeführt. Beim *manuellen* Teasing wird zunächst durch Streicheln oder masturbatorische Bewegungen eine Erektion herbeigeführt. Danach erfolgt eine kurze Pause, damit sich die Erektion wieder zurückbilden kann. Anschließend setzt eine erneute Stimulation ein, so das sich die Erektion wieder aufbauen kann. Diese Abfolge wird drei bis vier Mal hinterein-ander ohne Leistungsdruck und mit einem eher spielerischen (teasing) Charakter wiederholt und bewirkt, dass der Mann die Angst vor einem Erektionsverlust verliert. Wenn das Paar die manuelle Teasing-Technik beherrscht, wird das sog. *koitale* Tea-sing geübt. Dabei kniet die Partnerin über dem auf dem Rücken liegenden Mann so, das sein Penis ihre Vagina fast berührt. Dann beginnt sie, ihn manuell zu stimulieren, bis sich eine Erektion ent-wickelt hat. Sie führt dann selbst langsam den Penis ein, so dass der Mann von der Verantwortung entbunden ist. Anschließend wird die Vereinigung gelöst und eine Entspannungspause ein-gelegt, bis sich die Erektion wieder zurückgebildet hat. Diese Übung wird solange wiederholt, bis der Mann genügend Sicher-heit gewonnen hat. Ist dies der Fall, kann die Frau nach der Ein-führung mit langsamen, aber nicht fordernden Beckenbewegun-gen beginnen. Nach einiger Zeit hebt das Paar die Vereinigung wieder auf und legt eine Entspannungspause ein. Danach be-ginnt die Stimulation erneut und wieder führt die Frau das Glied langsam ein. Der Mann ist dabei ganz auf die Wahrnehmung konzentriert, bleibt aber noch passiv, wenn sich die Frau bewegt. Erst wenn er genügend Sicherheit über seine Erektionsfähigkeit gewonnen hat, darf auch er mit zurückhaltenden Beckenbewe-gungen beginnen. Später dürfen beide zum Orgasmus kommen.

100. Behandlungsmethoden bei der Frau: Wie wird das therapeutische Masturbationstraining durchgeführt und wozu sind Hegar-Stifte gut?

Spezifische Therapietechniken bei Erregungs- und Orgasmusstörungen von Frauen umfassen die Selbsterkundung des Körpers, die Förderung des Körperbewusstseins und ein gezieltes Masturbationstraining. Zwar sind die Sensualitätsübungen auch bei diesen Störungen sehr wirksam, doch die Erfahrung zeigt, dass es für manche Frauen günstiger ist, wenn sie zunächst alleine lernen, einen Orgasmus zu erreichen, um diese Erfahrung später mit dem Partner zu teilen.

Ein gezieltes **Masturbationstraining** wurde von LoPiccolo ausgearbeitet und erfolgt in neun Schritten. Im ersten informiert sich die Frau mit Büchern über ihren Körper, ihre Genitalien und den weiblichen Reaktionszyklus. In Schritt 2 berührt und erforscht sie ihren gesamten Körper und schaut ihn mit dem Spiegel an. In Schritt 3 konzentriert sie sich auf erotisch-sensible Bereiche, vor allem auf Brüste, Genitalien und insbesondere die Klitoris. Die tatsächliche Stimulation dieser Bereiche bildet den Schritt 4. Bei Schritt 5 wird die Masturbation begleitet von sexuellen Phantasien und bei Bedarf von Bildern und Geschichten. Schritt 6 befasst sich mit dem Orgasmus, den sie lernt, auf verschiedene Weise auszulösen. Dazu zählt ggf. der Gebrauch von Vibratoren und auch «Orgasmusauslösermethoden» wie Atem anhalten, Zusammenziehen der Beckenbodenmuskeln und Beckenbewegungen. Hat die Frau Hemmungen, beim Orgasmus die Kontrolle zu verlieren oder lächerlich zu wirken, empfiehlt LoPiccolo das übertriebene Schauspielern eines Höhepunktes, damit die Ängste überwunden sind, wenn sie einen echten Orgasmus mit dem Partner hat. Bei Schritt 7 zeigt die Frau dem Partner, wie sie gestreichelt werden will und wie sie zum Orgasmus kommen kann. In Schritt 8 bringt ihr Partner sie manuell, oral oder mit einem Vibrator zum Orgasmus. Bei Schritt 9 führt die Frau mit ihrem Partner Koituspositionen aus, die es einem oder beiden erlauben, ihre Klitoris zu stimulieren, während der Penis in der Scheide ist.

Mit Hilfe dieses neunstufigen Trainingsprogramms können nach LoPiccolo über 90 % der Frauen lernen, bei der Masturbation einen Orgasmus zu erreichen.

Frauen, die unter der Angst vor Penetration oder unter einem Vaginismus leiden, können mit Hilfe verschieden dicker Hegar-Stifte bzw. Dilatatoren («Erweiterer») beides zu überwinden lernen. **Hegar-Stifte** sind medizinische Instrumente, die in der Gynäkologie verwendet werden. Sie sind aus Leichtmetall, hohl und können leicht desinfiziert und mit der Hand erwärmt werden. Meist reicht ein Satz von fünf Stiften im Durchmesser von 10 bis 26 mm aus. Sie können in medizinischen Fachgeschäften erworben werden. Der Dilatator mit dem kleinsten Durchmesser wird mit der Hand angewärmt, mit Gleitcreme eingerieben und in die Scheide eingeführt. Dort soll er ca. eine Viertelstunde belassen werden. In dieser Zeit führt die Frau Entspannungsübungen durch und achtet auf die Gefühle und Empfindungen im Genitalbereich. Sie kann dabei den PC-Muskel, der zum Beckenboden gehört und die Vagina umgibt, anspannen und lösen und die Vaginalmuskeln willentlich zu kontrollieren lernen. Wenn das Einführen des ersten Dilatators nach mehrfacher Wiederholung keine Probleme mehr bereitet, werden in den nächsten Schritten die Stifte mit zunehmender Dicke verwendet. Bei jedem Übungsdurchgang sollten jedoch alle bis dahin erfolgreich erprobten Stäbe mit ansteigendem Umfang nacheinander eingeführt werden. Die ersten nur kurz, der jeweils dickste am längsten, bis etwa die Größe des erigierten Gliedes des Mannes erreicht ist. Sobald der größte Stab problemlos verwendet werden kann, leitet die Frau ihren Partner an, die Dilatatoren langsam und sanft einzuführen. Schließlich führt die Frau allmählich seinen Penis selber ein, wobei der Mann auf dem Rücken liegt und sie mit dem Gesicht zu ihm über ihm kniet.

Übungen mit den Hegar-Stiften haben sich als sehr wirksam bei der Vaginismus-Therapie erwiesen. Sie können allein oder besser noch innerhalb der Sensualitätsübungen im Rahmen einer Sexualtherapie durchgeführt werden.

Literaturverzeichnis

Althof SE. Psychogenic Impotence: Treatment of Men and Couples. In: Leiblum SR, Rosen RC (eds.). Principles and practice of sex therapy. Update for the 1990's. New York: Guilford Press 1989.

Annon J. The Behavioral Treatment of Sexual Problems. Vol. I: Brief Therapy. Honolulu: Enabling Systems 1974.

APA – American Psychiatric Association. Diagnostisches und Statistisches Manual psychiatrischer Störungen – Textrevision-DSM-IV-TR. Göttingen: Hogrefe 2003.

Apfelbaum B. Retarded ejaculation: A much-misunderstood syndrome. In: Leiblum SR, Rosen RC (eds.). Principles and practice of sex therapy: Update for the 1990's. New York: Guilford Press 1989.

Arentewicz G, Schmidt G. Sexuell gestörte Beziehungen. 3. Aufl. Stuttgart: Enke 1993.

Bancroft J. Grundlagen und Probleme menschlicher Sexualität. Stuttgart: Enke 1985.

Barbach J. Group treatment of preorgasmic women. J Sex Marit Therap 1974; 1: 139-45.

Barbach J. For yourself. Die Erfüllung weiblicher Sexualität. Frankfurt/M, Berlin, Wien: Ullstein 1977.

Barlow DH. Causes of Sexual Dysfunction: The Role of Anxiety and Cognitive Interference. Jour. of Consult Clin. Psychol. 1986; 54: 140–8.

Beck JG. Vaginismus. In: O'Donohue WT und Geer JH (eds.). Handbook of Sexual Dysfunctions. Assessment and Treatment. Boston: Allyn & Bacon 1993.

Becker JV, Skinner L, Abel G, Treacy E. Incidence and types of sexual dysfunctions in rape and incest victims. Jour Sex Marit Therap 1982; 8: 65–74.

Beier KM, Bosinski H, Loewit K. Sexualmedizin. 2. Aufl. München, Jena: Elsevier 2005.

Beier KM, Loewit K. Lust in Beziehung. Einführung in die syndyastische Sexualtherapie. Berlin, Heidelberg: Springer 2004.

Bräutigam W. Perversionen. In: Müller C (Hrsg.). Lexikon der Psychiatrie. Berlin: Springer 1973.

Bräutigam W, Clement U. Sexualmedizin im Grundriss. 3. Aufl. Stuttgart: Thieme 1989.

Buddeberg C. Sexualberatung. 2. Aufl. Stuttgart: Enke 1987.

Carey MP, Johnson BT. Effectiveness of Yohimbine in the treatment of disorders. 4 meta-analytic integrations. Arch Sex Behav 1996; 25: 341–60.

Cooper AJ. Factual Study of Male Potency Disorders. Br. Jour. Psychiatry 1968 ; 114 : 719–31.

Eicher W. Sexuelle Probleme und Störungen in der gynäkologischen Praxis. In: Sigusch V (Hrsg.). Sexuelle Störungen und ihre Behandlung. 3. Aufl. Stuttgart, New York: Thieme 2001.

Eicher W. Die sexuelle Erlebnisfähigkeit und die Sexualstörungen der Frau. Stuttgart: G. Fischer 1975.

Eysenck HJ. Sexualität und Persönlichkeit. Wien: Europaverlag 1976.

Fahrner EM, Kockott G. Funktionelle Sexualstörungen. In: Reinecker (Hrsg.). Lehrbuch der Klin. Psychologie. Göttingen, Toronto, Zürich: Hogrefe 1990.

Fisher S. Der Orgasmus der Frau. München: Goldmann 1973.

Flay LD, Matthews JHL. The effects of radio-therapy and surgery on the sexual function of women treated vor cervical cancer. Int J Rad Oncol Biol Phys 1995; 31 (2): 399–404.

Frank E, Anderson C, Rubinstein D. Frequency of sexual dysfunction in «normal» couples. New Engl J Med 1978; 299: 111–5.

Fugl-Meyer AR, Lodnert G, Bränholm JB, Fugl-Meyer KS. On life satisfaction in male erectile dysfunction. Int J Impot 1997; 9: 141–8.

Haeberle EJ. Die Sexualität des Menschen. Handbuch und Atlas. Berlin, New York: Walter de Gruyter 1983.

Kaplan HS. Sexualtherapie bei Störungen des sexuellen Verlangens. Stuttgart: Thieme 2000.

Kaplan HS. Sexualtherapie. Ein bewährter Weg für die Praxis. 4. Aufl. Stuttgart: Enke 1995.

Kaplan HS. Sexualaversion, sexuelle Phobien und Paniksyndrome. Stuttgart: Enke 1988.

Kaplan HS. Hemmungen der Lust: neue Konzepte der Psychosexualtherapie. Stuttgart: Enke 1981.

Kaplan HS. The classification of the female sexual dysfunctions. J Sex Marital Ther 1974; 1: 124–38.

Kegel AA. Sexual functions of the pubococcygeus muscle. West. Jour. Surg. 1952; 60: 521-4.

Kockott G, Fahrner EM. Sexuelle Funktionsstörungen. In: Kockott G, Fahrner EM. Sexualstörungen. Stuttgart, New York: Thieme 2004.

Kockott G, Berner M. Sexualstörungen. In: Berger M (Hrsg.). Psychische Erkrankungen. 2. Aufl. München: Elsevier 2004.

Kockott G (Hrsg.). Sexuelle Störungen. München, Wien, Baltimore: Urban & Schwarzenberg 1977.

Laumann EU, Gagnon HJ, Michael RT, Michaels S. The Social Organization of Sexuality. Sexual Practices in the United States. Univ. of Chicago Press 1994.

Litwin MS, Nied RJ, Dhanani N. Health-Related Quality of Life in Men with Erectile Dysfunction. J Gen Int Med 1998; 13: 159–66.

Lizza EF, Rosen RC. Definition and Classification of erectile dysfunction: report of the Nomenclature Committee of the International Society of Impotence Research. Int Jour Impot Res 1999; 11: 141–5.

Loewit K. Kommunikationszentrierte Sexualtherapie: Theorie und Umsetzung. Sexuologie 1994; 2 (1): 101–12.

LoPiccolo J. Postmodern sex therapy for erectile failure. Nordisk Sexologi 1991; 9: 205–25.

LoPiccolo J, Lobitz WC. The role of masturbation in the treatment of orgasmic dysfunction. Arch Sex Behav 1972; 2: 163-71. (dt: Die Bedeutung der Masturbation bei der Behandlung von Orgasmusstörungen. In: Kockott G (Hrsg.). Sexuelle Störungen. München, Wien, Baltimore: Urban & Schwarzenberg 1977.

Masters WH, Johnson VE. Impotenz und Anorgasmie. Zur Therapie funktioneller Sexualstörung. Frankfurt/M.: Goverts, Krüger, Stahlberg 1973.

Masters WH, Johnson VE. Human and sexual inadequacy. Boston: Little, Brown & Co. 1970. dt.: Impotenz und Anorgasmie 1973.

Masters WH, Johnson VE. Die sexuelle Reaktion. Frankfurt/M: Akademische Verlagsgesellschaft 1967.

Masters WH, Johnson VE, Kolodny RC. Liebe und Sexualität. Frankfurt, Berlin: Ullstein 1993.

McCabe MP. Intimacy and Quality of Life Among Sexually Dysfunctional Men and Women. J Sex Marit Ther 1997; 23 (4):

Psychrembel®. Wörterbuch Sexualität. Berlin, New York: Walter de Gruyter 2003.

Rosen RC, Leiblum SR (eds.). Case studies in sex therapy. New York: Guilford Press 1995.

Schäfer GA, Engert HS, Ahlers ChJ, Roll S, Willich SN, Beier KM. Erektionsstörungen und Lebensqualität: Erste Ergebnisse der Berliner Männerstudie. Sexuologie 2003; 10 (2/3): 50–60.

Schmidt G, Matthiesen S, Dekker A. Veränderungen des Sexualverhaltens von Studentinnen und Studenten 1966-1981-1996. In: Schmidt G, Strauß B (Hrsg.). Sexualität und Spätmoderne. Stuttgart: Enke 1998.

Schmidt G. Paartherapie bei sexuellen Funktionsstörungen. In: Sigusch V (Hrsg.). Sexuelle Störungen und ihre Behandlung. Stuttgart, New York: Thieme 2001.

Schnabl S. Intimverhalten, Sexualstörungen, Persönlichkeit. Berlin: VEB Deutscher Verlag der Wissenschaften 1973.

Sigusch V (Hrsg.). Sexuelle Störungen und ihre Behandlung. 3. Aufl. Stuttgart, New York: Thieme 2001.

Sigusch V. Organogenese sexueller Entwicklungsstörungen. In: Sigusch V. (Hrsg.). Sexuelle Störungen und ihre Behandlung. 3. Aufl. Stuttgart, New York: Thieme 2001.

Simons JS, Carey MP. Prevalence of Sexual Dysfunctions. Results from a Decade of Research. Arch Sex Behav 2001; 30: 177–219.

Spector IP, Carey MP. Incidence and prevalence of the sexual dysfunctions: A Critical Review of the Empirical Literature. Arch Sex Behav 1990; 19: 389–408.

Starke K. Epidemiologische und demographische Aspekte erektiler Dysfunktionen. In: Knispel HH, Schmedemann R (Hrsg.). Erektile Dysfunktion. Bad Wörishofen: Blickpunkt Medizin 1997.

Van der Does JVS, Duyvis DJ. Psychological adjustment of spouses of cervical carcinoma patients. J Psychosom Obstet Gynecol 1989; 10 (2): 163–71.

Ventegodt S. Sex and the Quality of Life in Denmark. Arch Sex Behav 1998; 27: 3.

Vetter B. Sexualität: Störungen, Abweichungen, Transsexualität. Stuttgart, New York: Schattauer 2007.

WHO-Weltgesundheitsorganisation. Internationale Klassifikation psychischer Störungen. ICD-10 Kap. 5 V (F). Klinisch-diagnostische Leitlinien. 2. Aufl. Bern: Huber 1993.

WHO. Education and treatment in human sexuality: the training of health professionals. Technical Report Series 572, WHO Geneva 1975.

Willi J. Die Zweierbeziehung. Reinbek: Rowohlt 1975.

Wolpe J, Lazarus AA. Die Modifikation des Sexualverhaltens. In: Kockott G (Hrsg.). Sexuelle Störungen. München, Wien, Baltimore: Urban & Schwarzenberg 1977.

Zilbergeld B. Group treatment of sexual dysfunction in men without partners. J Sex Marit Therap 1975; 1: 204–14.

Zilbergeld B. Männliche Sexualität. Tübingen: DGVT 1993.

Zimmer D. Sexualität und Partnerschaft. München, Wien, Baltimore: Urban & Schwarzenberg 1985.

Sachwortverzeichnis